常见寄生虫病防治
365 问

主　审◎崔　晶　杨　镇　冯曼玲
主　编◎邓维成　罗志红　曾庆仁
副主编◎余　晴　夏超明　孙成松　刘佳新　潘　舸　郑　娜

U0314128

湖南科学技术出版社

《常见寄生虫病防治 365 问》编委会名单

主　　审◎崔　晶　杨　镇　冯曼玲
主　　编◎邓维成　罗志红　曾庆仁
副主编◎余　晴　夏超明　孙成松　刘佳新　潘　舸　郑　娜

编委会：（以姓氏笔画为序）

王中全	郑州大学医学院
邓维成	湖南省血吸虫病防治所　湘岳医院
冯曼玲	北京友谊医院　北京热带医学研究所
孙成松	安徽省寄生虫病防治研究所
刘佳新	湘岳医院
李华忠	中国疾病预防控制中心
李岳生	澳大利亚昆士兰医学研究所
吐尔干艾力·阿吉	新疆医科大学第一附属医院
沈玉娟	中国疾病预防控制中心寄生虫病预防控制所
杨　镇	华中科技大学同济医学院附属同济医院
邵英梅	新疆医科大学第一附属医院
余　晴	中国疾病预防控制中心寄生虫病预防控制所
何　艳	中南大学湘雅二医院
邹　洋	北京友谊医院　北京热带医学研究所
郑　娜	湘岳医院
罗志红	湖南省血吸虫病防治所　湘岳医院
夏超明	苏州大学
崔　晶	郑州大学医学院
曾庆仁	中南大学湘雅医学院
蔡力汀	中南大学湘雅医学院
潘　舸	湘岳医院
戴建荣	江苏省寄生虫病防治研究所

参编作者：（以姓氏笔画为序）

丁国建	王中全	王洪波	王毓洁	邓　奕	邓维成
冯曼玲	白定华	包怀宇	孙成松	刘宗权	刘佳新
李广平	李华忠	李岳生	李胜明	李捷玲	吐尔干艾力·阿吉
任光辉	沈玉娟	杨　镇	邵英梅	余　晴	何　艳
何永康	邹　洋	张跃云	郑　娜	罗立新	罗志红
周瑞红	胡　艳	贺宏斌	段　娟	高　政	夏超明
崔　晶	曾庆仁	蔡力汀	潘　舸	戴建荣	

主编简介

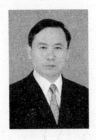

邓维成　湖南华容人，湖南省血吸虫病防治所主任医师，硕士研究生导师。1987 年毕业于湘雅医学院，一直从事寄生虫病防治、普通外科及管理工作至今。历任湘岳医院医务科科长、副院长、院长，湖南省血吸虫病防治所副所长、副书记、书记。期间在湖南省人民医院任副院长（挂职）2 年。为湖南省高层次卫生人才"225"工程学科带头人，中国人民武装警察部队血吸虫病防治所特聘专家，湖南师范大学、湖南理工学院、岳阳职业技术学院兼职教授。主编专著 5 部，副主编或参编专著 10 部。主持和参与省、部级科研课题 8 项，获科研成果 2 项，发表论文 40 余篇。作为学者曾出访法国、葡萄牙、德国、美国、澳大利亚、香港。

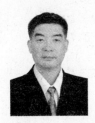

罗志红　中南大学公共卫生学院公共卫生管理硕士研究生，湖南大学经济管理在职硕士研究生。湖南省血吸虫病防治所所长、副书记、主任医师。先后主持和承担"十一五""十二五"国家科技重大专项、湖南省科技重点研发项目、湖南省科技计划及湖南省卫计委科技计划项目 10 余项，具有较高的业务学术水平。多次参与国际、国内热带医学与卫生学学术会议，在国际、国内学术期刊上发表论文 30 余篇。获省厅科技技术进步奖 3 项。现任国家卫生健康委员会寄生虫病专家委员会委员、湖南省预防医学会副会长、湖南省预防医学会血吸虫病分会主任委员、中国 WHO 湖区血吸虫病防治研究合作中心主任，湖南理工学院兼职教授。

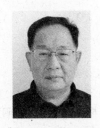

曾庆仁　中南大学病原生物学教授，博士研究生导师，从事医学寄生虫教学、科研及寄生虫病诊治咨询等工作 40 年。曾任基础医学院寄生虫学系主任、细胞与分子生物学实验中心主任、中国预防医学会寄生虫学分会委员、湖南省寄生虫病专业委员会主任委员。先后主持和承担国家自然科学基金项目 3 个和省、部级科研课题 9 个。对多种组织内寄生蠕虫的生物学、免疫学、病理学、诊断学和抗虫药物等方面研究较深入，并取得重要进展。发表学术论文 128 篇（含 SCI 论文 18 篇），获省级科技和校级教学成果奖 8 项，指导博士研究生、硕士研究生 28 名。承担原卫生部规划教材或专著主编 4 部、副主编 2 部、参编 10 部，主审 1 部。

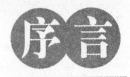

　　我十分高兴地看到即将由湖南科学技术出版社出版的《常见寄生虫病防治365问》科普读本清样。此书以问答方式普及常见寄生虫病知识，从专业角度系统地介绍了寄生虫病的科普知识，也是一本难得的具有学术权威的寄生虫病健康教育教材。因此，我热忱为本书作序并由衷地推崇本书出版。

　　众所周知，寄生虫病不仅严重影响人们身体健康和生活质量，而且还严重阻碍社会发展和经济建设，也是全球普遍关注的重要公共卫生问题。我国曾是寄生虫病流行最严重的国家之一，经过长期的努力，防治效果举世瞩目。例如，丝虫病得到基本消除，土源性寄生虫感染率从总体上已显著下降，等等。然而，值得指出的是，由于寄生虫病防治的整体效果与社会发展存在着不平衡或不协调的现象，防治形势仍不容乐观。例如，食源性寄生虫病发病率近年来一直呈现增长趋势，某些寄生虫感染出现"城市化""富贵化"以及分散化态势，地方性寄生虫病如棘球蚴病（包虫病）、血吸虫病和疟疾还在一定的区域流行，机会致病性寄生虫的感染不容忽视。此外，国际交流及旅游业发展，使得输入性寄生虫病在我国不断出现。近年来，一些罕见寄生虫病如片形吸虫病、隐孢子虫病、孢子虫病等，在我国局部地区流行。2013年习近平总书记提出了"一带一路"的战略构想，为沿线国家优势互补、开放发展开启了新的机遇之窗，但也为寄生虫病的防治提出了新的挑战，这些不得不引起从事寄生虫病防治工作者的高度重视和关注。

　　本书编者以问答形式解答人们关心的有关寄生虫病的防治问题，不愧为一个上好的创意。其内容不仅涉及预防，也涉及治疗；有一般防治知识的普及，也有少见寄生虫病的介绍。使读者一书在手一览便晓，是一本非常适合广大老百姓的实用科普读物。本书语言通俗，言简意赅，针对性强，适用面广，期待本书的出版对促进寄生虫病的防治工作起到重要作用。

中国健康促进与教育协会会长

欧 亚 国 际 科 学 院　院士

复旦大学公共卫生学院　教授

姜庆五

于澳门

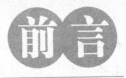
　　寄生虫病在发展中国家仍然是一类危害人类身体健康的常见病和多发病，尤其是在热带和亚热带地区的贫困落后的广大农村流行严重。进入 21 世纪后，随着人口流动带来的生活方式改变，如不良饮食习惯的交融，使得一些过去呈地方性感染流行的食源性寄生虫病也频发于城市；随着国际交往日益频繁，尤其是劳务输出，使得一些境外（特别是非洲国家）呈严重流行的疟疾、埃及血吸虫病、曼氏血吸虫病、盘尾丝虫病等在我国也时有发现；随着人类免疫缺陷病毒（HIV，又称艾滋病病毒）感染人数增加及免疫抑制药广泛应用，使得机会致病寄生虫病也在不断增加。这些问题的出现已给寄生虫病的防治及临床诊治带来新的挑战！

　　基于上述问题的存在，使得长期从事寄生虫病防治工作专业人士认为非常有必要将寄生虫病的防治知识普及到广大民众之中，让更多的人了解如何防止和避免寄生虫感染，远离寄生虫病的困扰。为此，我们组织全国专家就目前我国常见寄生虫感染与防治的知识以一问一答的方式编写了这本《常见寄生虫病防治 365问》。为方便读者易于理解和掌握相关知识，我们在编排中除了寄生虫和寄生虫病的基本概念、主要危害、防治原则及突出我国两种寄生虫病［血吸虫病、棘球蚴病（包虫病）］为主要地方性感染的寄生虫病之外，其他内容均以寄生虫的感染方式（如食源性、水源性、土源性、虫媒性和机会性 5 类寄生虫病）分类编写。当然有的寄生虫存在两种类型，如主要呈地方性感染的血吸虫病也是典型的水传播疾病，因受篇幅限制，也只能编排在一类中。

本书既可作为广大临床医务人员、医学生、寄生虫病防治人员的参考书，又可作为关爱自身健康的非医学专业人士、寄生虫病流行区居民及外出务工人员的健康生活指导书。本书在编写、出版和发行中，得到了中国疾病预防控制中心李华忠研究员的支持和关心，复旦大学公共卫生学院原院长、中国健康促进与教育协会会长姜庆五教授全面审阅书稿并为本书作序，在此致以特别感谢！

需要特别指出的是，由于寄生虫病种类多，致病复杂，涉及面广，加之篇幅有限，不能一一详尽。也由于编者知识水平和范围有限，尽管在编写过程中用心校对和反复修改并征求专家意见，但仍难免会有错误和疏漏之处，敬请读者批评和指正。

邓维成
于岳阳

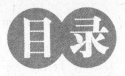

目录

CONTENTS

第一篇

寄生虫和寄生虫病

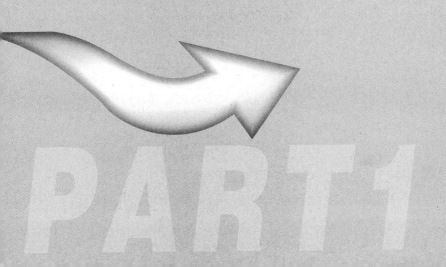

PART1

1 什么是寄生虫和寄生虫病?

寄生虫是指依赖高等生物或较高等生物而生存的低等真核生物。寄生虫病是指由这类低等真核生物感染人体而引起的病原生物性疾病。我国已发现232种人体寄生虫。随着国际交往日益频繁,使得一些境外(特别是非洲国家)流行的寄生虫病在我国也时有发现。当前,寄生虫病在我国及全球发展中国家仍然是一类危害人类身体健康的常见病和多发病。

2 寄生虫和寄生虫病各有哪几类?

根据形态特征,可将寄生虫分为原虫、蠕虫(线虫、绦虫、吸虫、棘头虫)、节肢动物类,因此其病种可分为原虫病、蠕虫病、节肢动物所致的疾病等。根据与宿主的关系可分为专性寄生虫、兼性寄生虫、体内寄生虫、体外寄生虫、机会性致病寄生虫等及其与感染其寄生虫相对应的病名。根据人类行为方式和寄生虫感染方式可分食源性寄生虫、水源性寄生虫、人兽共患寄生虫、土源性寄生虫、虫媒寄生虫、机会性寄生虫等及其与感染其寄生虫相对应的病名。

3 何谓寄生虫的生活史?

指寄生虫完成一代生活周期所历经生长、发育与繁殖的全过程。完成寄生虫的生活史除需要适宜的宿主外,还受外界环境的影响。

4

什么是寄生虫的宿主及类型？

宿主（又称为寄主）是为寄生物（含寄生虫、微生物）提供生存环境的高等或较高等生物（含人和动物）。宿主的类型可根据寄生虫不同发育阶段所需环境不同以及寄生虫流行与传播方式不同而分为终宿主、中间宿主、保虫宿主、转移宿主。不同种类的寄生虫完成其生活史所需的宿主个数不尽相同，有的仅需一个，有的需两个或两个以上。如血吸虫需经历钉螺（中间宿主）和人或某些哺乳动物（终宿主）两类不同的宿主才能完成生活史。

5

什么是寄生虫的终宿主、中间宿主、保虫宿主、转续宿主？

终宿主是指寄生虫成虫或有性生殖阶段所寄生的宿主。如血吸虫寄生于人体并在体内产卵。中间宿主是指寄生虫的幼虫或无性生殖阶段所寄生的宿主。保虫宿主又称储存宿主，是指寄生虫寄生于人以外的脊椎动物，并在一定条件下可将体内寄生虫传播给人。在流行病学上，这些脊椎动物称储存宿主。转续宿主是指某些寄生虫的幼虫侵入非适宜宿主后不能发育为成虫，但可存活并长期维持幼虫状态，当此幼虫有机会侵入适宜宿主后才能发育成熟。此非适宜宿主为转续宿主。

6

寄生虫对人体的危害有哪些？

人体感染寄生虫后，对机体的损害主要表现在以下 3 个方面。

（1）掠夺营养：寄生虫的生长、发育及繁殖所需营养物质均来源于人体。一般而言寄生虫虫荷越多，掠夺营养越明显，但与寄生虫种类不同有关。有些寄生虫既可直接掠夺人体营养也可妨碍人体肠道对营养的吸收而导致机体营养不良。

（2）机械性损伤：寄生虫入侵后并在体内移行和定居对机体局部组织器官的损伤或和破坏。这种损伤有的是直接损伤，有的是间接损伤，有的是专性寄生虫引起的损伤，有的是兼性或偶然寄生虫引起的损伤，有的寄生于一般器官，有的可寄生在重要器官，有的寄生在细胞外，有的寄生在细胞内，等等。不同种类的寄生虫和不同阶段的寄生虫，对机体造成的损伤是不一样的，因而导致不同的疾病，引起不同的临床症状。

（3）毒性作用与免疫损伤：寄生虫的排泄、分泌物，虫体、虫卵死亡的崩解物等均可作为有害物质对人体产生毒性作用，干扰机体生理过程，引起局部或全身症状。寄生虫的分泌物和排泄物对人体具有抗原性，可刺激机体引起免疫病理损害，造成组织器官形态和功能改变，出现相应临床症状。寄生虫对人体造成损害的同时，人体的免疫系统也会对寄生虫入侵和寄生产生抵抗。这是人体与寄生虫相互作用的结果，取决于二者力量的强弱。当人体免疫力低下时，不能有效地控制体内寄生虫的生长繁殖，从而使感染者病情不断加重。轻者可表现出局部器官系统受损的临床症状及体征，重者可导致不良后果，甚至死亡。

7 什么是寄生虫急性感染和慢性感染？

此二类感染者均处于患病状态，但感染程度和临床表现上有差别。

（1）急性感染：患者感染寄生虫后突起发热，甚至高热等急性症状。主要是由于1次感染寄生虫数量多，导致人体组织或细胞广泛性被损伤引起，如急性肺吸虫病（尤其是斯氏狸殖吸虫病）、急性旋毛虫病等。此外，大量寄生虫的异体蛋白（抗原）进入人体诱导产生的Ⅲ型超敏反应引起的急性症状，如急性血吸虫病。

（2）慢性感染：是多数寄生虫感染所呈现的特点。患者仅表现有局部症状或体征，如胸肺型、脑型或皮肤包块型肺吸虫病。主要是由于感染寄生虫数量比较少或仅有极少量的多次感染过程，逐渐转入慢性状态，或对急性感染者治疗不彻底所致；或少数寄生虫在人体内长期生存，宿主对大多数寄生虫不能产生完全免疫。所以寄生虫病的潜伏期长，发病多呈慢性状态，例如包虫病的发生往往是年幼时感染，成年时发病。

值得指出的是，以上类型的出现，与寄生虫虫株毒力和数量及宿主免疫状态共同作用有关，并可因免疫状态改变而转换。如弓形虫对人体感染在人体不同状态下可出现有隐性感染、急性感染和慢性感染的数种类型。

8 什么是寄生虫带虫者和隐性感染？

此二者类型的感染者均不表现出明显的临床症状和体征。二者的区别是：带虫者用常规方法可查见病原体，具传染源作用。如阿米巴包囊携带者，蛔虫带虫者等。隐性感染又称机会致病性寄生虫的感染，一般用常规方法查不到病原体，不具传染源作用。如隐孢子虫、粪类圆线虫的感染，仅在人体免疫受到损害的条件下才出现繁殖力和致病力增强而引发疾病。

9 什么是寄生虫重复感染、再感染和多重感染？

重复感染是指人体感染某种寄生虫后，未经治疗，无论有无临床症状又可对同种寄生虫发生感染的现象；再感染是指人体感染某种寄生虫后经过有效治疗后又可再次被同种寄生虫感染的现象。此二种现象是人体寄生虫感染流行的特点之一。发生的原因是寄生虫感染后诱导宿主产生抵抗感染保护性免疫差或不完全。反复感染的危害性在于可进一步加重致病，甚至导致晚期。多重感染是指人体内同时存在两种或两种以上寄生虫寄生的现象，而且比较常见，如蛔虫、鞭虫或/和钩虫合并感染经常在农村出现。此现象出现，一般来说对人体的致病症状多会加重，如溶组织内阿米巴带虫者，当同时出现有日本血吸虫感染者，就会诱发阿米巴致病，因为血吸虫致病导致肠壁损伤，改变了局部的微环境则有利于阿米巴滋养体繁殖而出现致病。

10 什么是寄生虫的异位寄生？

异位寄生是指某些寄生虫在常见寄生部位以外的组织或器官内发生寄生，并引起异位损害的现象。如血吸虫虫卵主要沉积在肝、肠组织内，但也可出现在肺、脑、皮肤等部位。又如卫氏肺吸虫主要寄生在肺，但也可寄生在脑和皮肤，这些都称为异位寄生。了解寄生虫的异位寄生现象，认识寄生虫致病可引起多器官或多部位损害的特性，对疾病的诊断和鉴别诊断至关重要。

11 什么是寄生虫机会性致病？

由机会性致病寄生虫引起，在宿主免疫功能正常时处于隐性感染状态，一般不引发疾病，但在免疫状态低下时，可出现繁殖能力和致病力明显增强，而导致超度感染或全身播散性的感染。如在发病初期未得到及时发现和治疗，疾病就会迅速发展为难以治愈，死亡率极高。这类寄生虫主要为多数原虫和少数蠕虫（如粪类圆线虫和短膜壳绦虫）。

12 什么是幼虫移行症？

幼虫移行症是指某些动物源性蠕虫侵入人体后不能发育成熟，以长期存活的幼虫阶段移行于人体皮下或器官中引起局部或全身性损害的综合征。其原因是人不是这些寄生虫的适宜宿主，使得入侵的幼虫在人体内找不到适应它寄生的部位而到处移行，引起受侵组织产生局部病变或/和全身性过敏反应。幼虫移行导致皮肤损害的称皮肤幼虫移行症。幼虫移行导致内脏器官损害的称内脏幼虫移行症。引起幼虫移行症的寄生虫，既有人误吞食虫卵感染的（如犬弓首线虫、猫弓首线虫、棘球绦虫），也有人误食幼虫或幼虫经人体皮肤入侵感染的（棘颚口线虫、管圆线虫、巴西钩口线虫、斯氏肺吸虫、曼氏裂头蚴）。

13 寄生虫感染的主要临床特征有哪些？

引起全身反应性的表现有发热、贫血、过敏、水肿、黄疸、营养不良、外周血嗜酸性粒细胞增多等。引起局部受损的表现有腹泻、肝脾大、占位性病变、皮下包块、肝胆结石、嗜酸性粒细胞浸润的肉芽肿性病理改变等。受害器官系统可涉及肝、胆、脾、胰、肾、肺及中枢神经系统、循环系统、消化系统、泌尿系统、淋巴系统、内分泌系统等。

14 寄生虫感染为何出现外周血嗜酸性粒细胞增多？ 由哪些寄生虫引起？

引起嗜酸性粒细胞增多是寄生虫感染的常见现象，尤其是蠕虫最为常见，有些原虫亦可引起（多见于局部病变区）。寄生虫侵入宿主组织内是诱发嗜酸性粒细胞增多症的前提条件，而腔内寄生虫，常不引起周围嗜酸性粒细胞明显增多。

寄生虫感染引发嗜酸性粒细胞增多的原因：一是在抗寄生虫感染免疫中，嗜酸性粒细胞是主要效应细胞。因为寄生虫寄生于宿主体内（尤其是组织内寄生）诱导机体产生的针对寄生虫的非特异性免疫反应，可能是宿主对个体较大的病原体无法有效进行吞噬性清除时的一种免疫效应。由于其非特异性，因此往往也会造成宿主过敏反应性免疫病理损伤。主要机制是抗体依赖的细胞介导的细胞毒（ADCC）。寄生虫感染后诱导机体产生特异性抗体，如 IgG2a，IgE 与虫体相应抗原发生结合，嗜酸性粒细胞膜上的 Fc 受体与抗体的 Fc 段结合，引起嗜酸性粒细胞脱颗粒，释放主要碱性蛋白（MBP）损伤虫体表层，发挥杀虫作用。二是寄生虫（尤其是蠕虫）抗原成分中含有变应原（过敏原）可刺激机体产生 I 型超敏反应，而在此型超敏反应中就有嗜酸性粒细胞参与调节（主要发挥抑制和破坏作用），以免过度的炎症反应而导致宿主发生全身性的或局部的严重组织损害。

可引起外周血出现嗜酸性粒细胞增多的寄生虫很多。概括地说能侵入人体组织的所有蠕虫均可导致嗜酸性粒细胞增多，并且多出现在寄生虫感染的早期或急性期、活动期或重感染状态的患者中。其中最常见的或最主要的寄生虫有：斯氏肺吸虫、卫氏肺吸虫、日本血吸虫、猪囊虫、旋毛虫、管圆线虫、曼氏裂头蚴、棘颚口线虫、粪类圆线虫、淋巴丝虫、弓首线虫、巴西钩虫等。

15 可引发人体脑部不同病理损害的寄生虫有哪些？

寄生于脑部的寄生虫不仅种类多而且所致病理损害也多种多样。先按致病特征来分别描述之：

（1）可引起癫痫发作的有猪囊虫、包虫、日本血吸虫、斯氏肺吸虫、卫氏肺吸虫、刚地弓形虫、旋毛虫、间日疟原虫和恶性疟原虫等。其中，在我国北方最易引起癫痫发作的是脑囊虫病，在南方则是脑血吸虫病，是继发性癫痫的常见病因之一。

（2）可引起脑部出现占位性病变或脑瘤型的有肺吸虫童虫、细粒棘球蚴、多房泡球蚴、猪囊虫、曼氏裂头蚴、多头绦虫、日本血吸虫、曼氏血吸虫、溶组织内阿米巴、肉孢子虫、肝片吸虫、异形类吸虫、横川后殖吸虫、细颈囊尾蚴和棘阿米巴（为自由生活虫体引起以淋巴细胞侵润，肉芽组织和胶质细胞增生特征的占位性病变）等。

（3）可引起脑炎或脑膜脑炎的有恶性疟原虫、间日疟原虫、锥虫、耐格里属阿米巴（中性粒细胞侵润为主炎症，病程急，预后差）、棘阿米巴（淋巴细胞侵润为主炎症）、溶组织内阿米巴、刚地弓形虫、旋毛虫幼虫、猪囊虫、肺吸虫（致散发性脑炎）、血吸虫（肉眼肿反应）、管圆线虫幼虫（脑血管反应、嗜酸性反应、肉芽肿反应及胶质细胞增生）等。

（4）可引起嗜酸性粒细胞性脑膜脑炎的有管圆线虫幼虫（以脑脊液中嗜酸性粒细胞增多为特征）、棘颚口线虫幼虫、粪类圆线虫、斯氏肺吸虫、犬弓首线虫、猫弓首线虫、狮弓首线虫、泡翼线虫、罗阿丝虫、常现丝虫、猪蛔虫幼虫等。可引起脑组织水肿或破坏的有猪囊虫、肺吸虫、旋毛虫（致颅内压增高）等。

（5）可引起脑皮层或脑膜刺激征的有肺吸虫和疟原虫。

（6）可引起脊髓损害或蛛网膜下腔损害的有曼氏血吸虫、肺吸虫和猪囊虫。可引起全身性神经麻痹的是毒蜘蛛。

（7）可引起上行性肌肉麻痹的有蜱（致蜱瘫痪）。

（8）可引起神经性瘫痪的有麦地那龙线虫。

16 对各种寄生虫脑病在临床上如何鉴别诊断？

引起脑部损害的原因很多，故对其病因诊断相当困难。但是在临床上当你遇到有脑病的患者时，也请不要忘了有寄生虫原因所致各种类型的脑病。而寄生虫脑病诊断中的困难在于对不常见的虫种或引起的不常见病理损害的病原不确定性。为了便于尽早找到寄生虫的病因，对诊断和鉴别诊断的思路应该是：首先应依据患者的流行病学史或感染史或病史以及某种寄生虫感染的原发病灶或主要临床特征来分析判断，如患者来自血吸虫病流行区，并有接触疫水史，现症表现有消化系统证候（如肝脾大或腹泻伴血便症状）则应首先考虑血吸虫所致。进而应依据患者的影像学特征、免疫学或分子生物学检查结果来作辅助诊断。必要时做颅内穿刺获取局部病变组织做病原学检查和病理学检查，发现病原或病理特征是确定寄生虫感染引发脑病的直接证据。

17 可引起皮下出现包块的寄生虫有哪些？各有何临床和形态特征？

（1）斯氏肺吸虫：临床很常见。引起包块的原因是肺吸虫童虫在皮下移行，有时可在局部停留寄生引起一种约拇指头大小、类圆形、边界不清、质地中等、不红不痛、具游走性特征的皮下包块，多发于腹部和腰部。活检包块后，在其病变组织中可见大量嗜酸性粒细胞、夏科雷登结晶、坏死组织和虫道，有时可查见虫体。虫体呈狭长状，在镜下可见口、腹吸盘、两分支弯曲的肠道和未成熟的呈左右并列的生殖器官。

（2）卫氏肺吸虫：临床较常见。其临床和病理特征同斯氏肺吸虫，但在包块活检物中，可见明显壁厚的虫囊结构，有时可见到童虫和成虫。成虫体似半粒黄豆大小及形状，在镜下可见口、腹吸盘、分布于从两侧呈对称性弯曲的肠道及发育成熟的呈左右并列的生殖器官。子宫内可见大量虫卵。

（3）曼氏裂头蚴：临床较常见。引起包块的原因是曼氏裂头蚴在人体组织内移行能力很强，可侵犯人体任何组织器官中。移行到皮下的可致移动性包块。其包块特征是：结节较大、多为单发，凸起皮肤明显，呈类圆形或梭形，患者自感有游动的异物，常发于腹部、颌下及腋下部。活检包块的病变特征基本同肺吸虫所致的，多数在活检时可发现虫体，呈长条形（从数厘米到数十厘米不等），镜下观察其头节具吸槽、体部呈假分节，虫体两侧为对称性的皱褶，实质组织内无消化道和生殖器官结构，仅有细小的排泄管，划破虫体可见大量呈透明盘形的石灰小体。

（4）猪带绦虫囊尾蚴：简称猪囊虫，临床较常见，其原因是猪带绦虫的六钩蚴自从人体肠壁入侵后随血流或主动移行到皮下及肌肉组织内寄生发育为囊尾蚴。寄生于皮下的随虫体生长而形成结节性病变而出现皮下包块。其特征是：包块较小、无游走性、数目相对较多，甚至可达数百个，多发于背部。在包块活检物中，多数可查见蚕豆大小的囊状虫体，其囊内有囊液并可见具猪带绦虫头节结构。病变组织中可见嗜酸性粒细胞浸润。

18 可引起肝、脾损害的寄生虫有哪些？各自的发病机制是什么？

引起占位性病变的有包虫（含单房棘球蚴和多房泡球蚴）、溶组织内阿米巴、肺吸虫等。引起肝损伤（含移行或异位寄生）的有：斯氏肺吸虫和卫氏肺吸虫、蛲虫、蛔虫、钩虫、弓首线虫幼虫、棘颚口线虫幼虫、肝毛细线虫、肝片形吸虫童虫、猪囊虫、疟原虫、弓形虫、杜氏利什曼原虫、贾第虫等。引起肉芽肿病变和肝门脉血管阻塞病变的有日本血吸虫和曼氏血吸虫。

引起脾损伤的有：杜氏利什曼原虫（寄生于单核巨噬细胞系统所致）、四种人体疟原虫（红细胞破坏后使网状内皮系统增生或致热带巨脾综合征）、血吸虫（虫卵致病引起门静脉高压致脾大）、非洲锥虫、包虫、丝虫、巴贝虫、肺吸虫、肝吸虫、肝片吸虫、蛲虫、蛔虫等病原（直接侵犯或间接的严重肝病所致）。

19 可引起淋巴结肿大的寄生虫有哪些？各自的发病机制是什么？

（1）刚地弓形虫：人体获得性弓形虫病患者可出现多器官、多组织的损害，其中可出现颌下和颈后淋巴结肿大，并常伴长期低热、乏力和肝大或全身中毒症状。其发生机制是寄生于有核细胞内的弓形虫释放一种毒性物质（弓形虫因子），刺激淋巴细胞、巨噬细胞增生、浸润致组织炎症发生而引起淋巴组织炎症。

（2）马来丝虫、班氏丝虫和布鲁丝虫：都属于淋巴丝虫，寄生于淋巴系统，刺激嗜酸性粒细胞浸润为主的炎症反应，可导致淋巴管炎或淋巴水肿或淋巴结肿大等临床表现。

（3）盘尾丝虫：寄生于皮下组织中的淋巴管汇合处，引起局部炎症反应，除了出现丝虫性纤维结节，可引起淋巴结纤维性病变而致质地坚硬的无痛性淋巴结肿大，且出现于腹股沟处。

（4）内脏利什曼原虫：引起淋巴结型黑热病，临床表现有全身多处淋巴节肿大，尤以腹股沟和股部最多见，伴有嗜酸性粒细胞增多。其机制是该原虫侵入巨噬细胞后的无鞭毛体大量增殖，进而使巨噬细胞裂解，受损的细胞碎片和原虫随淋巴流到淋巴结处过滤中受到大量巨噬细胞、嗜酸性粒细胞和淋巴细胞增生、浸润和吞噬而引起淋巴结肿大。

（5）锥虫：是因长期存在于血液和淋巴系统，引起淋巴细胞、浆细胞和巨噬细胞增生而致局部淋巴结肿大，尤在虫血症期可引起全身淋巴节肿大，以颈下、颌下和腹股沟的淋巴结肿大最为明显。

（6）猪巨吻棘头虫：主要是虫体侵入腹腔，引起炎症反应，故可引起腹腔淋巴结肿大。

此外，人被硬蜱叮咬后所传播的莱姆病（其病原体是螺旋体）常可引起全身多处淋巴结肿大。

20 可寄生于消化道、胆道、泌尿道和生殖道的寄生虫各有哪些？

（1）可寄生于消化道的有：美丽筒线虫，兽比翼线虫，异尖线虫，美洲及十二指肠钩虫，蛔虫，鞭虫，蛲虫，旋毛虫，毛圆线虫，粪类圆线虫，猪带和牛带绦虫，艾氏小杆线虫，长膜壳绦虫，短膜壳绦虫，克氏裸头绦虫，犬复孔绦虫，司伯特绦虫，伯瑞列绦虫，曼氏裂头绦虫，阔节裂头绦虫，姜片虫，双腔吸虫，溶组织内阿米巴，结肠阿米巴，贾第虫，小袋纤毛虫，人毛滴虫，隐孢子虫，人芽囊虫，圆孢子虫，微孢子虫，猪巨吻棘头虫，粉螨，蝇蛆，水蛭，铁线虫。此外，还有寄生于肠壁组织内的肺吸虫和曼氏裂头蚴，寄生于肠壁血管内的日本血吸虫和曼氏血吸虫。不寄生于肠道的肺吸虫、肝吸虫和血吸虫，但其虫卵可从人体粪便中查见。

（2）可寄生于胆道的有：肝吸虫，肝片吸虫，巨片形吸虫，蛔虫，包虫，贾第鞭毛虫，姜片虫，后睾吸虫，双腔吸虫，阔盘吸虫，粪类圆线虫，微孢子虫，人肠毛滴虫。

（3）可寄生于泌尿系统的有：埃及血吸虫，肾膨结线虫，艾氏筒杆线虫，阴道滴虫，水蛭，细粒棘球蚴（肾包虫病），溶组织内阿米巴，丝虫，猫后睾吸虫，蛔虫（致肠与肾盂间瘘管形成），旋毛虫，弓形虫，蛲虫（致肾与输尿管肉芽肿病变），铁线虫，肺吸虫，曼氏裂头蚴增殖型，粉螨（致尿螨症），蝇蛆。此外，还有血吸虫、三日疟原虫、杜氏利什曼原虫、弓形虫、锥虫、肺吸虫、旋毛虫、丝虫和疥螨等寄生虫感染可致慢性或急性肾小球肾炎。

（4）可寄生于生殖系统的有：阴道滴虫，溶组织内阿米巴，蝇蛆，蛲虫（致附件炎），水蛭。

21

在疑似寄生虫感染者血液、痰液和脑脊液中，分别可查见哪些寄生虫？

在患者血液中可查见的寄生虫种类：有寄生于红细胞内的间日疟原虫、恶性疟原虫、三日疟原虫、卵形疟原虫、诺氏疟原虫、巴贝斯虫及环形泰氏梨形虫；有寄生于组织内的锥虫，其锥鞭毛体可出现在血涂片中；有寄生于淋巴系统的丝虫，其马来微丝蚴、班氏微丝蚴常出现在血涂片中；有寄生于有核细胞的弓形虫，其滋养体亦可出现在血涂片中。此外，还可从骨髓液涂片中查见利什曼原虫。

在患者痰液中可查见的寄生虫种类：蛔虫幼虫，钩虫幼虫，粪类圆线虫成虫、幼虫和虫卵，肺吸虫卵，细粒棘球绦虫棘球蚴及多房棘球绦虫泡球蚴，溶组织内阿米巴滋养体，管圆线虫幼虫，蒲螨、粉螨和尘螨，血吸虫幼虫和虫卵，棘颚口线虫幼虫，旋毛虫幼虫，弓首线虫幼虫，巴西钩虫幼虫，犬恶丝虫，嗜碘阿米巴，口腔毛滴虫，隐孢子虫，蛲虫，丝虫（班氏、马来和彭亨丝虫）致热带嗜酸性粒细胞增多症。用支气管镜可观察到的兽比翼线虫，亦可见支睾吸虫、后殖吸虫和后睾吸虫。

在患者脑脊液中可查见的寄生虫种类：管圆线虫幼虫，粪类圆线虫幼虫，肺吸虫童虫或虫卵，旋毛虫幼虫，弓首线虫幼虫，猪蛔虫幼虫，溶组织内阿米巴，锥虫等。

22

寄生虫病的诊断技术有哪些？

有检查患者排泄物、分泌物、穿刺物或活检物中的寄生虫病原技术和分子诊断技术、检测血清或穿刺物中特异抗体或抗原的免疫学技术、检测活检物或手术切除组织的病理诊断技术、辅助检测占位性病变或局部病变的B超、X线、CT等影像技术和常规化验检查的其他技术（血常规、嗜酸性粒细胞计数、生化检查）。

23
寄生虫病的治疗方法包括哪些?

对寄生虫病的诊治可因其病原种类不同或引起损害部位不同而涉及临床多个专科,故对其治疗原则可概括为标本兼治、多学科协作、综合治疗、健康教育。不仅要针对寄生虫感染所致的各种临床证候的治疗与护理,促进患者的康复,而且更为重要的是针对寄生虫的病原治疗,并从流行病学角度来加强健康宣传教育,避免寄生虫病的传播与扩散。

(1)病原治疗:即采用杀虫药针对病原体进行有效治疗。不同类寄生虫具有不同的有效杀虫药,一种药物可杀灭多种寄生虫,寄生虫生活史的不同阶段亦有不同的药物,有的针对成虫、有的针对童虫、有的针对幼虫等。因此应根据不同寄生虫选择有效的杀虫药,为增加疗效,有时需联合用药。

(2)一般治疗及支持治疗:前者包括饮食、护理及心理治疗等,后者包括营养、补充维生素、增强体质以及维持水电解质、酸碱平衡。

(3)内科治疗:针对疾病进展中的各种临床表现采取有效的措施控制症状、减轻痛苦、缩短病程、促进健康。如发热时,及时降温处理,颅高压时及时脱水降颅压等。肝、肾功能损害时要及时纠正。

(4)外科治疗:主要是针对寄生虫病直接或间接引起的与外科有关的并发症的处理。凡能引起组织、器官系统的损伤、形态结构、功能改变及其并发症,或恶变等均可能与外科有关。如巨脾型晚期血吸虫病,可外科手术切除脾脏。结肠增殖型血吸虫病或癌变亦需外科手术,肝包虫病仍以手术为主治疗。总之,有很多寄生虫病或其并发症需外科干预,也有很多需外科干预的临床症状或体征是寄生虫病引起,因而外科医生尤要引起重视。此外,有的寄生虫病外科治疗后仍需病原治疗。这不同于其他外科疾病。

(5)其他治疗:包括介入治疗、中药治疗、理疗等。

24
寄生虫病流行的基本环节是什么?

(1)传染源:指能向体外排出病原体或/和造成病原体传播的人、畜或兽。其主要对象为感染有寄生虫的带虫者、患者、病畜。病原可随粪便、痰、阴道分泌物自然排出或随蚊媒叮刺带出。

（2）传播途径：是从传染源传播到易感者的过程。包括病原体在外界和繁殖到可感染易感者的阶段所经历的过程以及侵入人体途径。不同的寄生虫在人体外经历的过程和条件各不相同，如土源蠕虫和肠道原虫在外界可直接发育为能感染新宿主的阶段。丝虫、吸虫、疟原虫、利什曼原虫等要经历在中间宿主或昆虫体内的发育繁殖过程。也有无需在外界发育的寄生虫，如阴道滴虫、疥螨等。

寄生虫侵入人体途径多样。其方式包括：①误入，误食、误饮、误吞被感染期虫卵或包囊污染的食物、水，接触被污染的玩具，以污染的手取食等；②生食，生食或半生食含感染期幼虫的肉类，如生食鱼、蟹、蛙、猪等肉食可分别感染肝吸虫、肺吸虫、曼氏裂头蚴、猪带绦虫、旋毛虫等；③经皮肤侵入，如接触疫水感染血吸虫，接触疫土感染钩虫；④经昆虫传播，如经蚊叮刺可感染疟原虫和丝虫，白蛉叮刺可感染利什曼原虫；⑤与患者接触，如与患者共衣、同床或性生活亦可感染阴道滴虫、虱、疥螨等；⑥垂直传播，如母体有弓形虫和疟原虫可经胎盘传给胎儿；⑦经空气吸入，如蛲虫卵、卡氏肺孢子虫包囊、尘螨等可在空气中飞扬经呼吸道吸入；⑧逆行感染，如蛲虫、水蛭和艾氏小杆线虫可经尿道或阴道侵入而感染；⑨自体内感染如猪带绦虫孕节在人的肠道内破裂释放虫卵造成感染引起囊虫病，粪类圆线虫和短膜壳绦虫均可发生自身感染。

（3）易感人群：对某些寄生虫缺乏先天免疫力和无获得性免疫力的人群。这类人群主要指儿童和非流行区人或未感染过寄生虫的人以及免疫力低下或缺陷的对象。有免疫力的人是指体内已有某种病原寄生的人对同种病原再次感染具有一定抵抗力。

25 影响寄生虫病流行的主要因素有哪些？

（1）生物因素：指某些寄生虫完成生活史所需要的中间宿主或节肢动物媒介，而寄生虫病的流行与否，取决于所需适宜中间宿主或节肢动物媒介。如血吸虫的生活史需要中间宿主钉螺，在我国北纬超过 33.7°的地方没有钉螺，所以就没有血吸虫病流行。

此外，某些以虫卵和包囊为感染阶段的寄生虫，可由蝇或蟑螂作机械性传播使流行加重，有效地防制这些节肢动物将有助于遏制此类寄生虫病的流行。

（2）自然因素：外界环境的气候、温度、湿度和雨量对寄生虫发育和媒介节肢动物生存有直接或间接的关系，如钩虫等蠕虫的卵或幼虫在外界发育，需要有温暖、潮湿的气候和环境。又如血吸虫毛蚴的孵化和尾蚴的逸出除需要水外，与湿度、光照也有重要关系；温暖的气候、肥沃的土地、杂草丛生的植被是适宜钉螺孳生和繁殖的自然条件。

（3）社会因素：包括社会经济、文化、科学和医疗水平、防疫保健制度以及人的行为（生活习惯和生产方式）等，在我国引起寄生虫感染的主要方式是：生活和饮食习惯，如云南等地因有生食和半生食猪、牛肉的习惯，导致旋毛虫病流行；不良个人卫生，如阴道滴虫在流动人口中感染率较高；因生产生活接触疫水，如血吸虫病感染人群绝大多数是农民、渔民和戏水儿童。

以上三大因素相互作用，共同促进或影响着寄生虫病流行，一般来说，生物和自然因素相对较稳定，而社会因素可变性大，是影响寄生虫病流行的主导因素。因此，发展经济、促进科技和卫生事业的进步；加强健康教育，改善人类不良的饮食、卫生和生活习惯，提高人类生活质量和改进生产方式是控制寄生虫病流行的关键。

26 寄生虫病流行的特点有哪些？

（1）地方性：某寄生虫病在一定区域内经常发生的现象，视为具有地方性。由于寄生虫病流行受三大流行因素的影响，使大多数寄生虫病流行呈明显的地方性分布。特别是需要中间宿主或节肢动物作媒介的寄生虫，更具有明确的流行区域。如血吸虫病流行与其中间宿主钉螺分布相一致，形成了特定的疫区。有不良饮食习惯的地方就形成了食源性寄生虫感染在当地流行，在农村由于环境卫生条件差，导致肠道寄生虫感染率高。包虫病之所以流行于我国西北牧区，是由于当地的特殊生产环境和生产方式。

（2）季节性：指某一季节容易发生寄生虫感染的现象。其原因：一是传播寄生虫的媒介昆虫活动及密度具有季节性。如在疟疾流行区，叮咬人的按蚊在夏秋季大量出现而形成疟疾感染传播季节。二是经水传播的寄生虫病常与人类生产活动季节相同。如在血吸虫病流行区，人因耕种粮食需在春夏秋季下水作业而接触疫水导致水中血吸虫尾蚴入侵，从而形成季节性感染流行。三是某些寄生虫在外界适宜温度发育及活动具有季节性。如在钩虫病流行区，患者排出的钩虫卵在外界发育和孵出钩蚴需温暖潮湿的季节，此时也是人类下地种植时机，从而导致钩虫感染流行。需指出的是人体感染寄生虫后的发病，多数不具明显的季节性，仅少数（如疟疾、急性血吸虫病、钩蚴性皮炎）才具季节性规律。

（3）自然疫源性：指在无人烟的地方，某种寄生虫在动物之间自然发生传播着，当人因某种机会进入该地后也可传播给人的现象。实际上，这类寄生虫就是动物源性的。在人体寄生虫病中，有不少是在脊椎动物和人类之间自然地传播着而形成人兽共患寄生虫病，又称自然疫源性寄生虫病。我国有30多种人兽共患寄生虫病，如弓形虫病、利什曼病、肺吸虫病等。另外，还有在人与家畜之相互传播着的人畜共患寄生虫病，如带绦虫病、肝吸虫病、血吸虫病、旋毛虫病等，也具有自然疫源性的特点。

（4）食源性：在人体寄生虫感染方式中，多数通过食入含有感染阶段的虫卵或幼虫等而引起的，是造成某些寄生虫感染流行的主要原因。其中一些人兽/人畜共患寄生虫病可通过询问患者有无生食或半生食肉类史有助于临床诊断，主要有旋毛虫病、管圆线虫病、棘颚口线虫病、肝吸虫病、肺吸虫病、带绦虫病、曼氏裂头蚴病、弓形虫病、兽比翼线虫病等。

27 什么是人兽共患寄生虫病？

人兽共患寄生虫病是指在脊椎动物和人之间自然传播的寄生虫病，即由寄生虫引起的人兽共患病。包括人兽共患原虫病、人兽共患吸虫病、人兽共患绦虫病、人兽共患线虫病和其他人兽共患寄生虫病。人作为传染源的疾病较少，绝大多数是动物作为传染源，经土壤、食物、接触疫水、空气、虫媒等在脊椎动物和人之间传播。

28 寄生虫病防治原则是什么?

（1）综合防治的原则：是针对寄生虫病流行的三个基本环节，采取消除传染源、切断传播途径与保护易感者的综合防制措施或主导措施。综合措施是针对三个流行环节全面开展防治的策略。主导措施是针对寄生虫病流行环节中最活跃的环节而采取措施的策略。由于引起寄生虫病传播的主要是传染源，所以，在流行区，应重点放在查治患者、病畜和带虫者方面，这不仅是减低传播的有效办法，而且可以防止感染者发病（得到早期治疗），保护了感染者健康。在切断传播途径方面，要根据不同寄生虫的传播特点，针对薄弱环节，采取相应积极措施。如经粪排出病原体的则应管理好粪便（建无害化粪池）；可经水传播和感染的寄生虫应管理好饮用水；涉及有中间宿主或媒介的寄生虫，应力求控制或杀灭；为避免人类感染，大力开展健康教育，宣传其危害性和防病防感染知识，提高人们的自我保护意识，特别是对青少年，教育他们讲究个人卫生，改变不良的饮食习惯和生活方式，防止病从口入。保护易感者方面，主要是进入流行区（疟疾和血吸虫病疫区）的外来人，或流行区无免疫力的青少年应服预防药物或使用防护药，以防急性感染或急性发病。对重要寄生虫病的基本消灭区，要加强人群和病媒监测，以防疫情回升。

（2）群体防治的原则：要因时、因地、因病，并依据流行特征来制订和实施有针对性的方法或主导措施。要做到有针对性和科学性，在实施前开展科学调查、了解当地寄生虫病流行的主要因素。例如：对食源性寄生虫病的防治，虽然可制定和采取管理好食品卫生和做好饮食卫生宣传的措施来实施，但要保障其防治方法的有效性和可行性，就必须事先调查该地流行的寄生虫病种类与当地人们的生活和饮食习惯后再来确定具体措施更为经济有效。又如对土源性寄生虫病的防治虽然在理论上应制定和采取管理好粪便和推行普治的方法，但要依据当地人的病原感染率和受感染的对象人群来实施更为可行，否则会大量浪费防治部门的人力和物力，并有可能因药物副作用而出现新的问题。

（3）临床"三早"的原则：即早发现、早诊断和早治疗的原则，以减轻病情或避免疾病的发生与发展。

29 外出务工人员如何防范寄生虫的感染？

无论外出何地，首先必须了解当地寄生虫病流行和危害情况。在外出之前，通过咨询或查阅相关资料了解寄生虫病的防治知识，远离感染，必要时应预防服药，同时也要知晓其感染后的临床症状和诊治方法，以防一旦感染便可及早采取治疗措施。

30 为什么说管好粪便是控制寄生虫病的重要手段？

很多寄生虫感染者或患者的粪便中含有寄生虫虫卵或包囊，如果污染到食品、物品及生活用水等，就可使寄生虫形成流行传播，致人体感染这类寄生虫病。所以加强粪便管理并将其无害化，是控制寄生虫病传播的一个重要环节。一是改变行为方式。不要在野外排粪便；水上作业者，建水上厕所。该厕所主要建在大型客货轮上，粪便不直接排入江河，应使用化学药品消毒灭卵后排放。小型船舶则应备有粪便收容器，靠岸后将粪便倒入码头公共无害化厕所集中处理。二是修建无害化厕所。对人畜粪便进行无害化处理，杀灭粪便中的虫卵，最好的办法就是建沼气池，既灭虫卵，又提高肥效，还可生成清洁能源，一举多得。另外管理粪便不仅是控制寄生虫病流行的重要举措之一，而且对预防其他肠道传染病也具有重要意义，如伤寒、霍乱、痢疾、甲型病毒性肝炎等都是通过粪—口传播的。

31 何谓无害化卫生厕所？如何修建无害化卫生厕所？

无害化卫生厕所指的是按规范进行应用管理，符合卫生厕所的基本要求，具有减少、去除、灭活粪便中生物性致病因子或失去其传染性作用的厕所。包括三格化粪池、三联通沼气池、粪尿分集式、双坑交替式和具有完整上下水道水冲式厕所。目前农村大多数地方采用的是三格化粪池厕所，是将化粪池与厕所结合修建。这类厕所一般有 3 个贮粪池。池与池之间有通道，第一池与第二池通道在间墙下 1/3 处，第二池与第三池通道在间墙下 1/5 处。第一池为进粪池，粪便在池内发酵分解。这样把含寄生虫虫卵较多的粪皮，粪渣截留在池内，大部分虫卵沉入第一池底。含虫卵较少的中层粪液进入第二池。一般粪、尿混合液比重较寄生虫卵（如血吸虫卵和蛔虫卵）轻，故进入第二池粪液中的少量虫卵自然下沉至池底，由于粪液流入第三池的通道开口较高，所以进入第三池的粪液中一般已无虫卵。此外，粪便在发酵分解时产生的游离氨以及某些化学物质如硫化氢，对寄生虫虫卵也具有杀灭作用。因此修建无害化卫生厕所对寄生虫病防治有重要意义。

第二篇

地方性寄生虫病

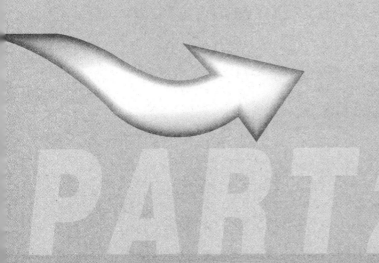

32

什么是地方性寄生虫病？其中呈典型地方性流行的寄生虫病有哪些？

地方性寄生虫病是指在一定区域内经常发生某种寄生虫病感染流行的现象。从广义上来说，人体感染的大多数寄生虫流行都存在一定的地方性分布。例如：肺吸虫病主要流行于山区和丘陵区；旋毛虫病主要流行于有生吃家畜肉类习惯的云南少数民族地区；土源性线虫病主要发生于农村地区。然而，随着人口流动、物流加大和饮食习惯交融，使得人类对这些寄生虫感染的地域性被打破，从而成为不典型或非严格的地方性感染分布。从严格的角度来看，具有非常明确的流行区并只有在此区域内才发生感染的寄生虫所引起的疾病则为特定的或典型的地方性寄生虫病。例如血吸虫病和包虫病，因受特定的中间宿主存在和畜牧业发展而发生的寄生虫病。

从感染方式上来理解，血吸虫病是一种典型经水传播的水源性寄生虫病，包虫病是一种经口感染的食源性寄生虫病。

33

什么是血吸虫？有哪些种类？

血吸虫又称裂体吸虫，是一种寄生在人体或哺乳动物体内的寄生虫，因其成虫寄生在宿主静脉血管内而得名。寄生在人和哺乳动物体内的血吸虫雌、雄异体。寄生人体的血吸虫有多种，但在中国只有日本血吸虫流行，因而在我国习惯上将其简称为血吸虫。寄生在哺乳动物或鸟类的血吸虫种类繁多，人类认识的有86种，其中有19种与人类致病有关。寄生于人体的血吸虫主要有6种，即日本血吸虫、曼氏血吸虫、埃及血吸虫、间插血吸虫、湄公血吸虫和马来血吸虫。分别分布于东亚、非洲、拉丁美洲、南亚和中东地区。其中分布最广、危害人类健康最大的是曼氏血吸虫、埃及血吸虫和日本血吸虫。

34

什么是血吸虫病？是如何发现的？

血吸虫病是由寄生在宿主体内血吸虫所引起的地方性疾病，是一种严重危害人类健康的寄生虫病。据世界卫生组织（WHO）估计，2016年至少有2.065亿人需要得到血吸虫病预防治疗，其中8800多万人接受了治疗。民间俗称的"大肚子病"，实际上是指晚期血吸虫病。根据不同种类血吸虫，可分为日本血吸虫病、曼氏血吸虫病、埃及血吸虫病、间插血吸虫病、湄公血吸虫病和马来血吸虫病。在我国所称血吸虫病是指日本血吸虫病。

前16～前15世纪，中国出现表达腹水的"蛊"字，即蛊症，其中有些就是日本血吸虫病。公元前15世纪，埃及医学莎草纸载有"血尿"，实为埃及血吸虫病。1847年，日本医生Fujii在日本片山发现农民因种植水稻而感染一种传染病的症状，主要是发热，称之为"片山热"或片山病，实为急性血吸虫病。1904年，日本科学家桂田富士郎在日本患者的粪便中找到了血吸虫卵，并在自然感染的猫体血管内找到了雄虫，正式命名为日本血吸虫。

35

我国流行的血吸虫病为何叫日本血吸虫病？

因为引起日本血吸虫病的病原体是最早由日本学者在日本发现而命名为日本血吸虫，而在我国流行的血吸虫病，其病原体生物学特征与日本血吸虫相一致，并且都是寄生于人体门静脉系统引起相同病症的疾病，故将该病称之为日本血吸虫病。

36

血吸虫病有哪些临床类型？

血吸虫病是指血吸虫寄生在人体门静脉系统所引起的疾病。由于血吸虫感染的时间、虫体数量、寄生部位和病程的不同，其临床表现复杂多样。我国将血吸虫病分为 4 型，即急性血吸虫病、慢性血吸虫病、晚期血吸虫病、异位血吸虫病。

37 为什么血吸虫病防治工作要全社会参与？

血吸虫病防治既涉及人的防治，也涉及家畜的防治；既涉及预防控制，也涉及医疗和救助；既涉及生产方式的转变，也涉及生活方式的改善；此外还与生态环境、经济发展和社会稳定密切相关，因此是一项长期的、艰巨的工作。血吸虫病防治的很多措施和工作环节，都需要广大人民群众支持、参与、落实。如封洲禁牧、家畜圈养、以机代牛、淘汰牛羊、改水改厕、查螺灭螺、疫情报告、健康教育等。因此，血吸虫病防治工作需要全社会广泛支持和共同参与。

38 我国现阶段的血吸虫防治策略是什么？

2004 年至今，开始实施"以控制传染源为主的综合防治策略"，并确立了"预防为主、科学防治、突出重点、分类指导"的原则，加大综合治理的力度，逐步实施家畜圈养、养禽压畜、以机代牛、封洲禁牧、淘汰牛羊，减少家畜传染源粪便对有螺地带的污染；改建无害化厕所，杀灭人、畜传染源粪便中的虫卵；加强渔船民粪便管理，减少水上作业人员传染源粪便的污染；结合水利、农田基本建设和农业产业结构调整，改变钉螺孳生环境等，从而达到控制血吸虫病的目的，这一策略在全国疫区范围得到推广实施，已经取得明显成效。

39 为什么疫区中小学学生是血防工作的重点对象？

一方面，青少年是血吸虫病易感人群，在易感季节频繁接触疫水，易发生急性血吸虫病，患急性血吸虫病后，如不及时治疗，可危及生命；急性血吸虫病治疗不及时或治疗不彻底，可转为慢性血吸虫病，甚至发展成晚期血吸虫病，严重影响青少年的生长发育和身体健康。另一方面，青少年正处于生长发育重要阶段，加强青少年血吸虫病健康教育，有利于规范他们的行为，有利于他们的身心健康。因此，疫区中小学校的学生是血防工作的重点对象。

40 我国控制血吸虫病的标准是什么？

国家标准《血吸虫病控制和消除》（GB 15976—2015）于2016年1月1日起实施，分疫情控制、传播控制、传播阻断、消除4个标准。具体指标与要求如下。

（1）疫情控制：①居民血吸虫感染率低于5%；②家畜血吸虫感染率低于5%；③不出现急性血吸虫病暴发（以行政村为单位，2周内发生急性血吸虫病病例包括确诊病例和临床诊断病例10例以下，或同一感染地点1周内连续发生急性血吸虫病病例5例以下）。

（2）传播控制：①居民血吸虫感染率低于1%；②家畜血吸虫感染率低于1%；③不出现当地感染的急性血吸虫病病例；④连续2年以上查不到感染性钉螺。

（3）传播阻断：①连续5年未发现当地感染的血吸虫病患者；②连续5年未发现当地感染的血吸虫病病畜；③连续5年以上查不到感染性钉螺；④以县为单位，建立和健全敏感、有效的血吸虫病监测体系。

（4）消除：达到传播阻断要求后，连续5年未发现当地感染的血吸虫病患者、病畜和感染性钉螺。

41

为什么要对急性血吸虫病作追踪调查？

对急性血吸虫病进行追踪调查主要目的是进一步了解疫情信息，同时便于及时处置。其内容主要有：①确定与处置易感环境。通过接触疫水地点调查，可以发现感染地点，以便对易感环境采取措施，如进行灭螺、灭蚴，消除易感水体感染性，建立防护哨卡、设立警示标志、发放防护药膏，预防居民进一步感染。②控制急性血吸虫病再发生。对在患者感染时间前后各2周内在同一感染地点接触过疫水的人员进行调查，找到同批接触疫水者，并对其进行早期预防性服药，预防急性血吸虫病发生。③收集疫情信息。通过追踪调查，可以发现血吸虫病传播控制、传播阻断、消除地区出现的疫情反复，甚至发现新的血吸虫病流行区。

42

什么是血吸虫病突发疫情？突发疫情如何报告和处理？

（1）血吸虫病突发疫情：2005年7月，卫生部颁发的《血吸虫病突发疫情应急处置预案》规定出现以下情形之一时，视为血吸虫病突发疫情，应启动应急处置工作。①在尚未控制血吸虫病流行的地区，以行政村为单位，2周内发生急性血吸虫病病例（包括确诊病例和临床诊断病例，下同）10例以上（含10例，下同）；或同一感染地点1周内连续发生急性血吸虫病病例5例以上。②在达到血吸虫病传播控制的地区，以行政村为单位，2周内发生急性血吸虫病病例5例以上；或同一感染地点1周内连续发生急性血吸虫病病例3例以上。③在达到血吸虫病传播阻断标准的县（市、区），发现当地感染的血吸虫病患者、病畜或有感染性钉螺分布。④在非血吸虫病流行县（市、区），发现有钉螺分布或当地感染的血吸虫患者、畜。

（2）突发疫情报告办法：各级医疗、疾病预防控制机构和有关单位发现血吸虫病突发疫情或发现有可能发生血吸虫病突发疫情时，应当在2小时内尽快向所在地的县级人民政府卫生行政部门报告，同时通过"突发公共卫生事件报告管理信息系统"进行网络直报。地方卫生行政部门接到血吸虫病突发疫情信息报告后,应当在 2 小时内尽快向本级人民政府和上级卫生行政部门报告,不得瞒报、漏报、缓报。

（3）突发疫情处理程序:如下所示。

一级:由国家卫生行政主管部门组织有关专家进行分析论证,提出启动或终止应急处理工作的建议,报国务院批准后实施。

二级:由省级人民政府卫生行政部门组织有关专家进行分析论证,提出启动或终止应急处理工作的建议,报省级人民政府批准后实施,并向国务院卫生行政部门报告。

三级:由市（地、州）级人民政府卫生行政部门组织有关专家进行分析论证,提出启动或终止应急处理工作的建议,报市（地、州）级人民政府批准后实施,并向上一级人民政府卫生行政部门报告。

四级:由县级人民政府卫生行政部门组织有关专家进行分析论证,提出启动或终止应急处理工作的建议,报县级人民政府批准后实施,并向上一级人民政府卫生行政部门报告。

43 公民为什么要及时报告血吸虫病疫情?

血吸虫病感染者不但自身健康受到伤害,而且还会作为传染源危害他人。及时发现、报告血吸虫病,不但利于患者本人及时治疗、恢复健康,也利于及时控制疫情,防止疫情扩散。所以《中华人民共和国传染病防治法》规定,血吸虫病属乙类传染病,公民应及时向疾控机构报告。

44 来自疫区的劳务人员会不会传播血吸虫病?

首先,血吸虫病是不会直接人传人的,也就是说血吸虫病患者不会通过患者间传播。其次,血吸虫病的流行环节中,必须要有中间宿主（钉螺）。

如果当地没有钉螺，则不会造成血吸虫病传播。如果当地是血吸虫病疫区，或有钉螺存在，血吸虫患者、病畜进来后，就会加重传播或造成疫情扩散。因此，对流动人口进行病情监测非常重要。

45 什么是血吸虫终宿主和中间宿主？

血吸虫的终宿主是人和其他哺乳动物。钉螺是血吸虫唯一的中间宿主。

不同种血吸虫各有不同种类的螺作为中间宿主，如曼氏血吸虫的中间宿主是双脐螺，埃及血吸虫的中间宿主是小泡螺，等等。

46 什么是血吸虫的生活周期？

血吸虫的生活史分为成虫、虫卵、毛蚴、母胞蚴、子包蚴、尾蚴和童虫7个阶段。6种人体血吸虫的生活史大致相同，终宿主为人或其他多种哺乳动物，中间宿主为淡水螺类。现以日本血吸虫为例，阐述血吸虫的生活史。

（1）日本血吸虫成虫寄生于人和多种哺乳动物的门脉—肠系膜静脉血管中，雌、雄虫合抱交配产卵。一部分虫卵循门静脉系统流至肝门静脉在肝组织内沉积，另一部分虫卵经肠壁进入肠腔，随宿主粪便排出体外。

（2）排出体外的虫卵必须入水才能进一步发育。入水后，卵内的毛蚴孵出并游动，如水中有中间宿主钉螺存在，即利用其头腺分泌物的溶组织酶作用及纤毛的摆动和虫体的伸缩钻入钉螺体内，再经过母胞蚴、子包蚴的无性繁殖阶段发育形成大量尾蚴。

（3）尾蚴为感染终宿主的阶段，尾蚴自螺体逸出并常在水的表层游动，当人或其他哺乳动物与含有尾蚴的水（疫水）接触时，尾蚴利用其腹吸盘前后两组穿刺腺的分泌物及尾部的旋转和体部的伸缩，迅速钻入宿主皮肤，脱出体部的皮层和尾部后转化为童虫。

（4）童虫随血液移行进入肝门静脉，虫体在此停留并经过一段时间的发育后，雌、雄合抱移行至肠系膜静脉定居，并在此发育为成虫。雌、雄虫合抱交配产卵又继续下一代的循环。日本血吸虫在终宿主体内：从尾蚴感染到成虫产卵所需时间约 24 天；有成虫产出的初产卵到发育含成熟毛蚴的虫卵约需 11 天，进而存活时间约为 11 天，最长可达 3 个月。

47
尾蚴侵入人体需要多久？

血吸虫是以尾蚴为感染阶段借助水体侵入人体的。日本血吸虫尾蚴在水中静止于水面，一旦人或哺乳动物的皮肤与其接触，尾蚴即黏附在皮肤表面，在皮肤水分未干或即将干之际数秒或数分钟即可钻入皮下。侵入的时间为 10 秒到 10 分钟。

48
血吸虫在人体内的移行途径与寄生部位有哪些？

以日本血吸虫为例，血吸虫在体内的移行情况可按从皮肤至肺、从肺至肝、从肝至肠系膜静脉移行的途径。

（1）从皮肤至肺的移行：尾蚴钻入宿主皮肤以后，脱去体部的皮层和尾部转化为童虫。童虫大部分经血管系统及少部分经淋巴管随血流经右心到肺。童虫感染后在 24 小时之内已离开皮肤，最早于感染后 24 小时在肺内查见童虫，3～4 天内达到高峰，随后又逐渐减少。

（2）从肺至肝的移行：童虫穿越肺部的毛细血管经肺静脉、左心、主动脉弓、腹主动脉、肠系膜动脉汇集到肝门静脉，在肝内生长发育。最早可于感染后 3～5 天在肝内门静脉分支中查见虫体，童虫抵达肝内门静脉之后，一般在此停留 8～10 天。

（3）从肝至肠系膜静脉的移行：肝门静脉内童虫生长发育迅速，最早可于感染后第 11 天向门静脉主干和肠系膜静脉移行，但大多数童虫于感染后第 13～第 16 天抵达肠系膜静脉，继而发育为成虫并在此寄生产卵。

曼氏血吸虫和埃及血吸虫在体内移行过程和日本血吸虫大致相同，但移行各阶段的时间和成虫成熟产卵时间不尽相同。

49 血吸虫成虫是如何摄取营养物质的？

血吸虫成虫摄取营养有两个途径。一是吞食宿主红细胞，由肠管吸收。二是虫体体壁表层经胞饮、扩散和转运形式摄食宿主血液中的糖类、氨基酸和大分子物质。

50 血吸虫在人体可存活多长时间？

血吸虫成虫寄生在人体内，其寿命难以预测。根据流行病学资料推算，一般认为日本血吸虫成虫的平均寿命为 4.5 年。但有报道称能存活 33 年或 47 年。曼氏血吸虫成虫平均寿命为 3.3 年，但个别报道称体内少数成虫至少可存活 26 年或 30 年；埃及血吸虫成虫平均寿命为 3.8 年，但据报道个别病例体内成虫可存活 26 年或 30 年。

51 为什么血吸虫雌雄成虫要合抱产卵？

血吸虫尾蚴感染终宿主后，到达肝内门静脉系统分支的童虫发育至性器官初步分化，在从肝门静脉向肠系膜静脉移行的过程中，大多数童虫即发生配对，形成雌雄合抱并继续发育，并移行至门静脉－肠系膜静脉定居。此时，雌虫进入雄虫的抱雌沟内，依赖于雄虫完成整个发育阶段，并促使卵黄细胞成熟分泌蛋白颗粒。雌雄合抱是童虫正常发育的必要条件，这对于雌虫的性成熟尤为重要。单独的雌虫将长期停留在童虫阶段，并且丧失产卵的能力，最终死亡；单独的雄虫尽管能够发育至成虫阶段，但亦表现出虫体较小的特征，而且成熟需要的时间更长。血吸虫的成虫寄生于终宿主的静脉血管内，其特点是雌雄异体，并且合抱直至虫体死亡。把正在产卵的雌虫与雄虫分开后，转移到另一宿主，雌虫就停止产卵并出现繁殖能力的退化；人为地使雌、雄虫再次合抱后，其生殖能力又能逐渐恢复。

日本血吸虫产卵量很大，一对血吸虫成虫每天产卵 1000～4500 个，平均每天大约 3000 个。产卵量是曼氏血吸虫产卵量的 10 倍左右。

52

血吸虫成虫可在宿主体内繁殖吗？

不能。血吸虫成虫寄生在终宿主体内雌雄合抱产卵，部分虫卵被排出体外；体外的虫卵必须孵化出毛蚴，感染中间宿主淡水螺蛳，在螺体内经过两代胞蚴的无性繁殖，形成尾蚴后再感染终宿主，并发育成成虫。所以，成虫在宿主体内可以有性繁殖产生虫卵，但是不能增殖成虫。因此，血吸虫成虫在人体内不能繁殖，即感染多少条就只有多少条，且由于寿命有限，数量只会减少不会增加。

53

日本血吸虫卵是如何排出宿主体外的？

合抱的雌雄虫交配产卵于肠系膜小静脉的小分支，虫卵在血管内成熟，一部分虫卵顺门静脉系统血流到达肝门静脉并沉积在肝组织内，另一部分虫卵主要沉积在结肠壁微细血管内，卵内毛蚴分泌溶细胞物质破坏血管壁，透过卵壳入肠黏膜，并使周围肠黏膜组织破溃与坏死。在血流压力、腹腔内压力、肠的蠕动等因素的影响下，部分虫卵与坏死组织落入肠腔，随粪便排出体外。据观察，仅有 17% 的虫卵能随粪便排出体外，其余大部分虫卵沉积在宿主的肝脏和肠壁等组织内。

54

人体是如何感染血吸虫的？

当含有尾蚴的钉螺在水中或在有水珠的植物茎叶上爬行时，随着光照度的增加和适宜的温度，尾蚴便自螺体逸出进入水中。此时，如果人因各种生活和生产活动（如在湖区捕鱼、钓鱼、洗手、洗脚、打草积肥、游泳、洗物、抗洪、救灾等）而下水或赤脚在草滩上，就有接触到尾蚴的可能。血吸虫尾蚴主要经皮肤侵入人体。当人接触含有血吸虫尾蚴的水时，尾蚴用吸盘迅速吸附在人的皮肤上，10～20秒后可以完成宿主皮肤的钻穿，进入人体皮下组织稍作停留，而后进入血管或淋巴管，随着血流进入体循环。尾蚴侵入的数量与水源污染程度、皮肤暴露面积、接触含尾蚴的水的时间及次数有关。同样，喝含有尾蚴的生水也可感染血吸虫，说明尾蚴可通过口腔黏膜进入人体。但是人与人之间的接触是不会传染血吸虫病的。

55

什么季节最容易感染血吸虫？

一年四季都有可能感染血吸虫。我国主要是3～11月，而以夏季4～5月、秋季7～9月发生感染的机会最多。这一时期气温高，雨水多，血吸虫的中间宿主钉螺最活跃，逸出的尾蚴多、活动力强，人畜下湖、下河游泳、洗澡等机会增多，接触疫水的时间长，身体暴露的面积也大，等等，是此时感染机会最多的原因。但在一些血吸虫病流行区，冬季气温不是很低的情况下，仍有可能发生感染。

56

我国血吸虫病的地理分布如何？

血吸虫病主要分布于长江流域及以南地区的湖南、湖北、江苏、浙江、安徽、江西、四川、云南、广东、广西、福建和上海，共12个省、市、自治区的部分地区。主要流行区为湖南、湖北、江西、安徽、江苏、四川、云南7省。

全球有哪些国家或地区流行血吸虫病？

血吸虫病分布于北纬34°到南纬34°之间广大的热带和亚热带地区，这些地区的气候和自然环境适于血吸虫中间宿主螺类的繁殖，人与疫水接触机会亦多。估计至少90％的血吸虫病患者在非洲。

不同种属，地理分布不一样，了解其种属及地理特征有助更好地预防血吸虫病的发生。

（1）日本血吸虫主要分布在中国、日本、印度尼西亚、菲律宾、泰国。

（2）曼氏血吸虫主要分布在非洲、南美洲、东地中海地区。非洲：安哥拉、贝宁、博次瓦纳、布基纳法索、布隆迪、喀麦隆、中非、乍得、刚果、科特迪瓦、埃塞俄比亚、加蓬、冈比亚、加纳、几内亚、几内亚比绍、肯尼亚、利比里亚、马达加斯加、马拉维、马里、莫桑比克、纳米比亚、尼日尔、尼日利亚、卢旺达、塞内加尔、塞拉利昂、南非、斯威士兰、多哥、乌干达、坦桑尼亚、扎伊尔、赞比亚、津巴布韦。南美洲：安提瓜、巴西、多米尼加、瓜德罗普岛、马提尼克、波多黎各、圣卢西亚、苏里南、委内瑞拉。东地中海地区：埃及、利比亚、阿曼、沙特阿拉伯、索马里、苏丹、也门。

（3）湄公血吸虫主要分布在柬埔寨和老挝人民民主共和国的一些地区。

（4）间插血吸虫主要分布在中部非洲的雨林地区。

（5）埃及血吸虫主要分布在非洲、东地中海地区。非洲：阿尔及利亚、安哥拉、贝宁、博次瓦纳、布基纳法索、喀麦隆、中非、乍得、刚果、科特迪瓦、埃塞俄比亚、加蓬、冈比亚、加纳、几内亚、几内亚比绍、肯尼亚、利比里亚、马达加斯加、马拉维、马里、毛里塔尼亚、毛里求斯、莫桑比克、纳米比亚、尼日尔、尼日利亚、卢旺达、塞内加尔、塞拉利昂、南非、斯威士兰、多哥、乌干达、坦桑尼亚、扎伊尔、赞比亚、津巴布韦。东地中海地区：埃及、伊朗、伊拉克、约旦、黎巴嫩、利比亚、摩洛哥、阿曼、沙特阿拉伯、索马里、苏丹、叙利亚、突尼斯、也门。

58

血吸虫对人体有哪些损害？

在血吸虫感染过程中，尾蚴、童虫、成虫和虫卵均可对宿主造成损害，损害的主要原因是血吸虫不同虫期释放的抗原均能诱发宿主的免疫应答，这些特异性免疫应答的后果便是一系列免疫病理变化的出现。因此，目前人们已普遍认为血吸虫病是一种免疫性疾病。

（1）尾蚴所致的损害：尾蚴钻入宿主皮肤后可引起尾蚴性皮炎，表现为尾蚴入侵部位出现瘙痒的小丘疹。初次接触尾蚴的人皮疹反应不明显，重复接触尾蚴后反应逐渐加重，严重者可伴有全身水肿及多形红斑。

（2）童虫所致的损害：童虫在宿主体内移行时，所经过的器官可因机械性损伤而出现一过性的血管炎，毛细血管栓塞、破裂、局部细胞浸润和点状出血。在童虫发育为成虫前，患者可有潮热、背痛、咳嗽、食欲减退，甚至腹泻、白细胞特别是嗜酸性粒细胞增多等症状，这可能与童虫机械性损害和其代谢产物引起的超敏反应有关。

（3）成虫所致的损害：成虫寄生于血管内，利用口、腹吸盘交替吸附血管壁而做短距离移动，因而可引起静脉内膜炎和静脉周围炎。成虫的代谢产物，分泌、排泄物和更新脱落的表膜，在宿主体内可形成免疫复合物，引起免疫复合物型超敏反应。

（4）虫卵所致的损害：在组织中沉积的虫卵发育成熟后，引起淋巴细胞、巨噬细胞、嗜酸性粒细胞、中性粒细胞及浆细胞趋向于虫卵周围并聚集，形成虫卵肉芽肿，虫卵肉芽肿可不断破坏宿主肝、肠的组织结构和器官功能，引起慢性血吸虫病，甚至发展为晚期血吸虫病。因此，虫卵是引起血吸虫病的主要致病因子。

59

与血吸虫病患者接触会被感染吗？

与血吸虫病患者接触不会感染血吸虫病。因为血吸虫病有其特定的传播方式，造成血吸虫病传播的重要环节为含有血吸虫虫卵的粪便入水、中间宿主钉螺的存在和人畜接触疫水，三者缺一不可，血吸虫病不会因呼吸、接触、聚餐等在人群中传播或传染，只有接触或生饮含血吸虫尾蚴的水体（疫水）才会感染血吸虫病。

60 哪些动物可感染血吸虫？

血吸虫病是一种人畜共患的疾病。可感染血吸虫的动物在家畜中有黄牛、水牛、山羊、绵羊、马、骡、驴、猪、犬、猫和兔等，在野生动物中有沟鼠、黑家鼠、黄胸鼠、姬鼠、野兔、獐、猴、狐、豹等。其中牛、羊、猪、犬及野鼠为主要的动物传染源。

61 什么是血吸虫病的主要传染源？感染方式有哪些？

血吸虫病的主要传染源为受感染的人及多种家畜和野生动物。在有螺地带活动的牛、羊、猪等家畜和渔民、船民、樵民等流动人群，血吸虫病感染率高，直接向有螺环境排泄带有大量虫卵的粪便，这些是血吸虫病的主要传染源。人和动物感染血吸虫的主要途径是通过皮肤感染，口腔黏膜次之。流行区人群因生产劳动（如在疫水中耕耘、插秧、捕鱼、捞虾、钓鱼、割水草、打粽叶以及防汛、排涝等水中作业）和日常生活（如在河、沟、湖疫水中淘米、洗菜、洗手脚、喝生水、游泳等）及戏水等方式接触血吸虫疫水而感染。

62 什么叫钉螺？如何区别钉螺与相似螺？

钉螺形如一个小小螺丝钉，是一种软体动物，雌雄异体、卵生、水陆两栖的淡水螺。钉螺是日本血吸虫唯一的中间宿主。

钉螺的右旋螺结构和唇脊是区别其他螺的重要标志。与钉螺相似的螺主要有：①方格短沟蜷。俗名海蛳，成螺比钉螺大，幼螺大小与钉螺相近，易与钉螺混淆。海蛳壳口半卵形，较薄有锯齿，无唇脊，壳口近处有3条明显横纹；水栖，常见于湖、河、渠水中。②烟管螺。左旋，无唇脊，无厣，螺壳口有皱褶，陆栖。外形虽与钉螺相近。烟管螺生活在潮湿环境中，遇阴雨天便从潮湿处爬出来。③细钻螺。灰白色，无唇脊，无厣，陆栖。④泥泞拟钉螺。长3～4 mm，灰白色，无唇脊，水栖，见于山沟石块上。⑤菜螺。菜螺和钉螺长得很像，外形也为圆锥形，但是比钉螺长，在9 mm以上，颜色也不一样，菜螺壳是灰白色或乳白色的，钉螺壳则是暗褐色或黄褐色的。而且，菜螺壳口没有厣片。菜螺陆栖，常见于菜园、屋基阴湿处。

63 什么叫感染性钉螺？

血吸虫毛蚴侵入钉螺后在螺体内经多个阶段的发育和繁殖后形成大量成熟尾蚴并在水体中释放。这种含有日本血吸虫幼虫的钉螺被称为感染性钉螺，俗称阳性钉螺，简称感染螺。

血吸虫与钉螺的关系是一种寄生与被寄生关系，这一关系是钉螺与血吸虫在自然选择中长期协同进化的结果。如果没有血吸虫的寄生，钉螺仍能生存繁衍，但血吸虫必须借助钉螺这个唯一中间宿主，进行无性繁殖后逸出尾蚴，才能完成生活史。因此，钉螺也是"受害者"。

当血吸虫毛蚴入侵钉螺时，毛蚴前端钻器上的微绒毛吸附在螺软体表面，在吸附、机械运动和化学溶解等作用下侵入螺体内。入侵螺体后，毛蚴在螺体内移行经母胞蚴形成子胞蚴。子胞蚴沿螺体的直肠和肾等处的疏松结缔组织移行，最后在肝处大量无性繁殖，发育成尾蚴，形成感染性钉螺。当成熟的感染性钉螺遇到水时，则大量逸出尾蚴，人、畜接触含有尾蚴的疫水则会感染血吸虫病。

64

为什么要查螺、灭螺？

钉螺是日本血吸虫的唯一中间宿主。查清钉螺是为了消灭钉螺，切断血吸虫病流行环节。灭螺好比打仗，查螺便是侦察。螺情不清，敌情不明，很难取胜，只有"知己知彼"，才能"百战不殆"。此外，查螺还用于考核灭螺效果、了解常规疫情，也为防治工作积累经验。没有钉螺存在，血吸虫就无法繁殖、发育和传播，也就不可能造成血吸虫病的流行和危害。所以，钉螺实际上是血吸虫病流行的"中转站"和"加油站"。因此灭螺对防治血吸虫病有重要作用

65

常用查螺方法有哪几种？

查螺即查明钉螺情况，因检查的方式或手段不同通常有如下几种方法。

（1）系统抽样调查法：又称作等距离设框法或机械抽样法，适用于钉螺较多而散在分布的环境。调查时每隔一定距离设框（点）查螺，框（点）的面积为 0.1 m^2（1平方市尺），框（点）距通常为 $5\sim20 \text{ m}$。

（2）环境抽查法：根据植被、水系、渗水等环境特点，及钉螺栖息习性，寻找可疑环境设框调查，查到钉螺分袋包装，记录有螺地点、环境类型和调查日期等。本法仅用作定性调查。

（3）系统抽样结合环境抽查法：在等距离设框调查河、沟、塘等环境时，若相邻两框未查到钉螺，则在两框之间选择可疑钉螺孳生环境 $1\sim2$ 点设框调查。以系统抽样调查获得框内钉螺计算钉螺密度，并以系统抽样结合环境抽查结果计算有螺面积。

（4）全面细查法：查螺时不设框，全面搜索，寸土不漏。查出钉螺则记录环境名称、环境类型和实际有螺面积。如果了解钉螺密度，则需另作系统抽样设框调查。本法费工时，适用于小范围复杂环境的钉螺调查。

（5）群众报螺法：做好血防宣传工作，由群众自行查螺并将发现钉螺或可疑螺点上报血防部门，由血防专家确定是否真的存在钉螺。一旦发现即结

合系统抽样法查明螺情。本法可用作血吸虫病传播阻断或传播控制地区被动监测。

（6）稻草帘诱螺法：利用钉螺喜欢上爬吸附的特性，以稻草编成 0.1 m² 大小的草帘，按等距离放置于河沟近岸水面或浅水洲滩水面，并适当固定，以防漂失。定期取回，按块冲洗，检查钉螺或幼螺。本法用于水下钉螺和幼螺的调查。

（7）分层铲土筛螺法：以 0.1 m² 为单位，每 2 cm 为一层，逐层铲土，铲下泥土用 20 目/英寸（1 英寸＝25.44 mm）铜丝筛分层筛洗钉螺，记录每层钉螺分布数、土层深度及钉螺密度等。本法用于土层钉螺调查。

（8）螺卵筛选法：取两只铜丝筛相叠，上层筛孔为 20 目/英寸，下层筛孔为 40 目/英寸，铲取厚 2 cm，面积为 0.1 m² 的潮湿泥土表层置于上层铜丝筛，淘洗后筛去水草、砂石等大块物质，使螺卵和细沙进入下层筛，经筛洗后将留在下层铜丝筛内细砂用水冲入白瓷盘内，肉眼观察螺卵，并用乳头吸管将其吸出。螺卵为 0.8 mm 直径大小的球形或椭圆形颗粒，边缘较光滑。可疑时可在解剖镜下用解剖针剥去螺卵外层的泥皮，如见透明胶球内含有略呈黄色的卵胚，即为螺卵。本法用于螺卵调查。

66 灭螺的方法有哪些？

控制和消灭钉螺是控制血吸虫病流行的重要措施之一。目前灭螺方法可归纳为物理、化学和生物 3 种主要灭螺方法。

（1）物理方法灭螺：主要是通过应用一些物理方法来杀灭钉螺。一是物理因素灭螺。如热力。钉螺和所有动物一样耐热能力不强，可用火烧、热气、热水等烫死钉螺，达到灭螺的目的；还有塑料膜覆盖，利用太阳照射的高温和缺氧杀灭钉螺；此外，还有微波、辐射、压力等物理因素灭螺。二是环境改造灭螺。钉螺孳生的条件主要有水、土、草、温度、光照、食物等；生态环境改造灭螺是针对钉螺生活习性，改变其孳生条件，从而达到消灭钉螺的方法。此类方法效果明确、持久，但一次性投入较大，要结合农田水利建设和农村产业结构调整，因地制宜开展综合治理。具体操作时首先要做好螺情调查，掌握钉螺分布、孳生特点，做好整体规划和可行性评估，根据当地资源情况，选择适当的方法进行环改灭螺。

（2）化学方法灭螺：化学灭螺是利用具有一定毒性的化学物质，通过适当的方式杀灭钉螺的方法。具有省时省力、见效快、可反复使用的特点。一是化学灭螺药物，如氯硝柳胺、四聚乙醛、石灰氮、溴乙酰胺、尿素、氨水等；二是仿生农药类，如杀虫丁、杀虫双、杀螟丹等；三是植物性杀螺药物，包括植物本身或其提取物，如胺叶及其提取物、茶子饼或茶叶皂素、槟榔、麻风树籽等。施药方法有浸杀法、喷洒法、撒粉法、铲草皮沿边药浸、筑圩药浸等。

（3）生物方法灭螺：利用其他生物的毒性和寄生作用杀死钉螺或抑制钉螺生长繁殖的都属此类。一是寄生物，如藻类、真菌、细菌、原虫、吸虫和线虫等都是螺类的寄生生物，其中有些可以杀灭钉螺或抑制钉螺生长。二是天敌，在自然界中以钉螺为食的动物如鸭、鱼、蟹等；三是竞争性生物，根据"优胜劣汰"的理论，有些螺蛳与钉螺产生食物竞争，则会影响钉螺的生存。

67 为什么春、秋季查螺最为适合？

钉螺的调查时间一般在春季（3、4、5月）和秋季（9、10、11月）。之所以选在春、秋季的原因主要是春秋季节，气候温暖，湿度适宜。此时钉螺的活动力强，出现在土层表面的数量也较多，容易被发现。冬季钉螺都隐藏在草根下或土层内，不易查见。钉螺从11月到次年7月都可以产卵，但以春季（3～5月）产卵最多，并且春季钉螺都慢慢从土层爬出，此刻进行查螺有助于了解各个地区疫情，并针对因钉螺产卵高峰所致血吸虫病流行处于高危时期这一特征进行有计划性的灭螺工作。

68 怎样做好药物灭螺期间的安全防范工作？

目前，使用的灭螺药物虽然对人、畜毒性很小，但是对水生动物如鱼、鳖、虾等具有较强的毒性。因此，做好灭螺工作时的安全防范工作十分重要。

（1）首先灭螺应有组织有计划地进行，灭螺前要事先向公众做好通知和公告，告知施药的时间、地点、影响范围和注意事项。

（2）采取必要的防护措施，防止药液随雨水流入河道、鱼塘和水井。

（3）当地干部、群众要积极主动并全力配合血防部门的灭螺工作。

（4）加强对施药人员的防护，施药时应戴口罩、戴手套、穿防护衣，站在风向的上方施药，灭螺后应及时进行清洗。

（5）严格按照规定剂量和操作程序施药，根据不同的地理环境选用药品，施药时间最好为春秋季，应选择晴天或阴天灭螺，在大雨前不宜灭螺；同时在地面杂草、落叶较密时应当先行割草后再施药。

（6）加强灭螺药品保管和运输管理，灭前灭后要清点数量，防止被盗和遗失。

69 不接触疫水就可避免感染血吸虫吗？

疫水是指含有血吸虫尾蚴的水体。血吸虫病是因人们接触疫水而感染的。如果人们不接触疫水，就不会感染血吸虫，也就不会得血吸虫病；人们接触疫水的次数越多，时间越长，体表面积越大，感染血吸虫的机会就越高，得血吸虫病的可能性就越大，患病的程度就越重。生活在血吸虫病疫区的居民，尤其是外来人员，缺乏免疫力，要避免接触疫水。

70 怎样改进生产生活方式，避免感染血吸虫病？

血吸虫感染与人们的生产、生活方式有密切的关系，落后的生产、生活方式，可增加人们对血吸虫病的感染率。反复感染可加重血吸虫病病情。

（1）改进生活行为和方式：使用井水、自来水，不用疫水；喝开水，不喝生水。在水上作业的渔船民，应携带安全饮用水。不要到容易感染血吸病的地点玩耍，因生产、生活需要非去不可时，应采取防护措施，如涂擦杀灭血吸虫尾蚴的防护药物，穿戴血吸虫尾蚴不能侵入的胶裤、胶手套等防护用品。

（2）改进生产方式和工具：江湖洲滩、低洼地带易被春汛淹没，可依据涨水时水位高度变化及钉螺分布情况，安排早熟农作物，力求在春汛到来之前收获完毕，减少因抢收感染血吸虫病的机会。有条件的地方，可结合农业产业结构作适宜调整，种植旱地经济作物或发展水产养殖业，既有很好的经济收益，又可改变钉螺的孳生环境，消灭钉螺。用机械耕地可减少接触疫水，还可减少役用牛的数量，因为牛是传播血吸虫病的重要传染源，牛的数量减少，可减轻当地血吸虫病的流行程度。在水上作业的渔船民及下水人群，要改进传统生产工具或操作方法，尽可能避免或减少接触疫水机会。

（3）注意血防警示标志：血防机构一般在血吸虫病易感染环境设置了警示标志，提醒人们此地有血吸虫，不要下水活动，以免感染血吸虫病。易感染环境的水体中有血吸虫尾蚴，草地的露水中也有血吸虫尾蚴，接触露水同样可以感染血吸虫病。一般警示标志竖立在防洪大堤的外侧、有钉螺孳生的山坡、沟渠和房屋的墙头。特别是外地初到血吸虫病疫区的人员，要注意观察警示标志，防止感染血吸虫病。

71 血吸虫病的个体防护措施有哪些？

（1）涂擦杀灭尾蚴的药膏：如人们必须接触疫水时，应采取防护措施，防止尾蚴侵入人体。目前的防护药物种类较多，用法都是将药物涂擦在人体接触疫水的部位。一般涂擦以后药物可持续有效 4～8 小时，如工作时间超过药物有效期，则应第 2 次涂药，可能接触疫水的部位均要涂遍。防护药物主要有以下几种：15％苯二甲酸二丁脂乳剂、苯二甲酸二丁酯油膏、皮避敌、苯二甲酸二丁酯复方乳剂、防蚴笔、防蚴霜。体表用药方便，副作用小、效果也好。

（2）防止尾蚴侵入的工具：使用防护用具可阻止尾蚴侵入人体，如长筒胶靴、长筒胶裤、手套等。

（3）杀灭血吸虫童虫的药物：血吸虫尾蚴进入人体后发育成熟需 21 天，

在血吸虫童虫阶段口服杀童虫的药物，可保护感染者的肝脏免受血吸虫卵的危害，使其不发生血吸虫病，达到预防发病的目的。我国学者自行研制的青蒿素衍生物蒿甲醚和青蒿琥酯两种药物，对血吸虫童虫有很好的杀灭作用，预防效果明显，且用药安全，不良反应轻。1994年两药相继经国家卫生部批准用于血吸虫病预防，为目前主要的血吸虫病预防药物。服用上述两药一般无明显不良反应，少数有轻度头晕、乏力和肠胃不适，偶有一过性发热，均无需特殊处理，可自行消失。早期孕妇禁用，有严重肝、肾功能障碍和有药物过敏史及血液病患者忌用。

72 中小学生如何预防血吸虫感染？

（1）开展健康宣教：在血吸虫病疫区，对中小学生进行血吸虫病健康教育，目的是让学生掌握基本的血吸虫病防护知识，提高自我保护意识和能力，改变危险行为（不到易感地带水域游泳、戏水等），防止感染血吸虫病。学生血吸虫病的健康教育要纳入学校教学计划。教育的形式可多种多样，一般是上血防知识课，观看血防教育录像片或实物，听当地血吸虫病疫情讲座，组织参加查螺活动、写有关血防的作文；还可开展血防知识竞赛、血防夏令营等活动。要向学生传播血吸虫病的危害、传播途径、感染地点、感染方式、感染原因等知识，重点传播"不接触疫水就不会感染血吸虫"这一最基本的预防知识。还要加强学生的防护技能培训，讲解个人防护的意义和方法，并示范防护药具的使用技术。教育活动开展的时间应在血吸虫病感染的高峰期4～10月，特别是暑假前必须上一堂血防课，加深学生预防血吸虫感染的认识和防护技能的体会。

（2）加强学校管理：疫区学校要加强对学生的管理，制订严格的管理制度，明确班主任、校长的相应责任，特别要规范学生在暑假期间的行为，严格禁止学生到有钉螺孳生的河、湖或沟渠内游泳、戏水。要结合新农村建设，建立安全泳池，供学生游泳需要。当地血吸虫病专业机构要积极配合学校，指派医师对学生实施血吸虫病健康教育。

（3）重视家庭教育：学生除在学校外，大部分的时间在家里，家长要切实负起责任，管理好自己的子女，不要到有钉螺的河、湖或沟渠内游泳、戏水、钓鱼等，避免感染血吸虫。多年来，学生中的急性血吸虫病患者，大多数是由于家长管理不严，学生偷偷到疫水中游泳、戏水感染的。家长要合理安排好学生假期的活动，特别是暑假期间的活动，保证学生生活丰富多彩又健康快乐。

（4）及时治疗患者：发现有接触疫水的学生，在接触疫水25天左右给予吡喹酮药物治疗。学校教师和家长如发现学生有发热、腹泻、乏力、肝区疼痛等症状，应立即带学生到血吸虫病专科医院接受检查，以期早期发现、早期诊断、早期治疗。要特别注意防止误诊和漏诊。

73

饮用疫区自来水是否会感染血吸虫？

疫区自来水是安全的，饮用后不会感染血吸虫病。这是因为：一是自来水供水设施是按照国家标准修建的，水质符合国家标准；二是自来水水源一般没有血吸虫，是安全的；三是自来水经过了消毒灭菌等化学、药物处理，即使水源地有钉螺，有血吸虫尾蚴，也已被杀灭。所以使用自来水，不会感染血吸虫病。

74

什么叫输入性血吸虫病？

非当地感染的血吸虫病（包括外来已感染血吸虫病的流动人员和当地居民在外地感染返回本地后发病的人员）为输入性血吸虫病，可分为境内输入性血吸虫病和境外输入性血吸虫病。境内一般以国内的省、县级行政区为单位，境外以国家名称为单位。如我国居民赴非洲国家务工、旅游、经商等活动，在当地接触血吸虫病疫水，而感染血吸虫，回国后发病，此称境外输入性血吸虫病。目前国内出现较多的输入性血吸虫病是埃及血吸虫病和曼氏血吸虫病。

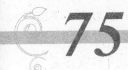

什么是埃及血吸虫病?

埃及血吸虫病是由埃及血吸虫尾蚴入侵人体而感染引起的一种寄生虫病。成虫主要寄生于膀胱与盆腔静脉丛,临床表现有终末血尿,膀胱刺激征与尿路阻塞等症状。埃及血吸虫病是 Bilhartz 于 1851 年在埃及开罗首先发现的。该病流行于非洲大多数国家。流行范围从东非苏丹、埃塞俄比亚、坦桑尼亚至岛国毛里求斯与留尼日瓦;中非大部分;西非从尼日利亚向南,直到安哥拉;北非从埃及至摩洛哥。除非洲外,欧洲南面的葡萄牙南部与亚洲西部塞浦路斯;中东黎巴嫩、叙利亚、伊拉克与伊朗以及印度孟买南部也发现有本病流行。根据埃及古尸木乃伊发现,本病在非洲已有数千年历史。

患者是本病的传染源。患者尿、粪中虫卵污染河流、池塘等水源,卵中毛蚴感染水泡螺后逸出尾蚴,后者大多由皮肤或/和黏膜侵入。易感人群以农民为多,男女无差别,妇女在河中洗衣,儿童洗澡、游泳,均易感染。16~20 岁年龄组感染率最高。

当尾蚴侵入人体皮肤、侵入人体小静脉,经右心、肺血管,最后到达肝脏。在肝内门静脉中发育成长,约经 20 天发育为性成熟成虫。雌雄合抱逆血流移行至肠系膜下静脉、痔上静脉,有时停留在直肠静脉内,多数成虫通过痔静脉、阴部静脉到达膀胱、盆腔静脉丛产卵。虫卵可沉积于膀胱黏膜下或黏膜中,以及直肠与肠系膜下静脉内产卵并沉积于肠壁,因此尿液中及直肠黏膜活检时可找到虫卵。一些虫卵随血流可到肝脏,至病变晚期可出现肝纤维化门静脉高压。

在本病流行区有无痛性终末血尿患者应怀疑为埃及血吸虫病。诊断依赖从尿中发现有尾刺的血吸虫卵。从膀胱镜直接取材做活组织检查,用压片法可查见大量虫卵。直肠黏膜活组织检查有时也可发现虫卵。早期治疗,一般预后良好。

76 什么是曼氏血吸虫病？

曼氏血吸虫病是由于曼氏血吸虫感染侵入人体而引起的一种寄生虫病。成虫主要寄生于肠系膜下静脉、痔静脉丛，偶可寄生在肠系膜上静脉及肝内门静脉血管内。主要病变是在结肠与肝脏产生虫卵肉芽肿并致肝纤维化，与日本血吸虫病相似但较轻。曼氏血吸虫病广泛流行于非洲、南美洲、亚洲。

传染源主要为患者、猴、狒狒等。传播途径与日本血吸虫病基本相同，中间宿主为双脐螺，易感人群以农民与儿童居多。流行区居民因反复感染有部分免疫力。非流行区居民初次感染者可引起急性血吸虫病。

本病的病理改变与日本血吸虫病相似但较轻。肠道病变以直肠与乙状结肠为主，肠黏膜虫卵肉芽肿坏死脱落后形成浅表溃疡，产生脓血便。肠黏膜增生可形成息肉。虫卵不断经门静脉进入肝脏可引起肝内门静脉周围纤维化、门静脉高压、导致门—腔侧支循环形成，尤以食管下端和胃底静脉曲张为多见，脾脏因被动充血而肿大，晚期可出现腹水。本病中枢神经系统损害很少见，虫卵肉芽肿压迫脊髓较多，日本血吸虫病则与之相反。

临床诊断主要依据感染史（在境外流行区有过下水作业或玩耍）、临床特征（腹泻或腰痛等）和血清中抗血吸虫抗体阳性。确诊本病有赖于从粪便或直肠黏膜活检找到虫卵，粪便孵化可检出毛蚴。治疗同日本血吸虫病。

77 在非洲务工和旅游人员应如何避免得埃及血吸虫病和曼氏血吸虫病？

埃及血吸虫的中间宿主是水栖的小泡螺。曼氏血吸虫的中间宿主是水陆两栖的水栖双脐螺。人体接触含有感染性小泡螺或双脐螺的水体（湖水、河水、池塘水）后，就有可能感染埃及血吸虫或曼氏血吸虫。此两种血吸虫病流行区主要在非洲地区，因此，我国赴埃及或曼氏血吸虫病流行区的务工和旅游的人员，应做好3方面预防工作：一是首先要了解所去之处有哪些重要感染性疾病流行？如有此两种血吸虫病流行，则在你的工作和生活中，不要在野外有螺蛳孳生的河、湖、塘、渠等水中洗衣、洗菜、洗澡、游泳、洗手（脚）等。如果因生产、生活必须要下水者，则应采取涂抹防护油膏，穿戴防护用品或口服蒿甲醚等措施来预防感染和发病。二是在境外工作和生活期间密切注意自身身体状态，如在接触水后发生有皮炎、大小便异常或其他身体不适者，应及时到当地医院诊治或回国到大医院进行检查和治疗。三是劳务输出（出境）企业、机构及时组织野外工作人员进行检查治疗，做到早检查、早发现、早治疗，避免埃及血吸虫病和曼氏血吸虫病发生与其并发症出现。

78 为什么要对居民开展血吸虫病健康教育？

血吸虫病感染是由人的行为经水传播而引起的。血吸虫感染者和患者既是受害者又是主要传染源之一。对居民进行血吸虫病健康教育，不仅可以使他们了解血吸虫病及其防治知识，提高自我防护能力，改变生产方式和生活方式，减少或避免本人、家庭成员、家畜接触疫水，可预防血吸虫感染；而且还可以使已感染上血吸虫病的居民，能主动及时得到治疗，防止病情向晚期血吸虫病发展。总之，血吸虫病健康教育是血防工作的最基础的环节，也是容易收到实效的环节。

79 接触了血吸虫疫水怎么办？

为了做到针对性预防和治疗，需依据以下原则实施。

（1）无病早防：即预防性服药治疗和处理，以防止急性血吸虫病的发生。若接触了疫水，如不能确定是否感染了血吸虫，也应做相应处理和服药。人可因到血吸虫病流行区旅游或玩耍，或做血吸虫感染性实验，可因不小心接触了尾蚴或因某些原因需下水而接触到疫水者，可依据接触时间不同做不同方法应对处理。接触时间：在数秒之内，应立即离开水体并迅速擦干皮肤；在 10 分钟之内，可迅速用乙醇或矿物油涂抹并反复摩擦接触水的皮肤（使之发热）；在 3 小时内，可用口服吡喹酮做预防性治疗；在接触疫水后超过 1 周者用青蒿琥酯治疗；接触疫水后 2～3 周者用蒿甲醚治疗。接触疫水后超过 21 天者只有使用吡喹酮治疗才有效。

（2）疑病早查：观察是否有感染血吸虫病的临床表现。如在接触疫水后出现皮肤红肿、发痒，2～3 天后自行消退，10～20 天后出现咳嗽、发热，用一般治疗方法（非血吸虫病的病原治疗）无效时，应考虑已感染了血吸虫，应去血防专业机构接受诊疗。一般接触疫水 18 天后经免疫学检查可能呈阳性反应，35～40 天后有可能在粪便中找到血吸虫虫卵或孵化出毛蚴。不过也有部分人接触疫水并感染了血吸虫后无任何表现，以后成为慢性血吸虫病，甚至发展为晚期血吸虫病。

（3）有病早治：一旦确定感染了血吸虫，无论有无症状，无论症状轻重，均需进行血吸虫病治疗。一般选用吡喹酮，可根据病情确定剂量、疗程。

80 孕妇会将血吸虫病传给下一代吗？

血吸虫病患者妊娠，不会将已存在于体内的血吸虫成虫传染给胎儿。胎儿与母体的营养物质交换是通过母体的子宫内膜和胎盘的绒毛膜而实现的，母体的血液循环与胎儿的血液循环既有联系又相对封闭和独立，母血中的细胞成分和大分子物质不能进入胎儿血液循环。另外，血吸虫成虫寄生于母体门静脉系统，不会经体循环血液到达胎盘，并突破胎盘屏障进入胎儿体内。

但是，在妊娠期间感染血吸虫后，血吸虫童虫在母体移行过程中，可产生溶组织酶突破胎盘屏障进入胎儿体内。早在 1916 年，日本学者报道了首例新生儿经胎感染日本血吸虫病。动物实验研究证明，经胎盘传播方式在血吸虫病流行病学上具有重要意义，钱宝珍等（1999）以家兔为动物模型，对妊娠不同孕期母兔分别感染 300 条日本血吸虫尾蚴，发现妊娠中期（器官形成期）75.0% 母兔可传播血吸虫病给部分仔兔，仔兔感染率为 13.5%；而妊娠晚期（胎儿发育期），100.0% 母兔可传播该病给部分仔兔，仔兔感染率为 46.7%。提示仔兔血吸虫病感染率与胚胎发育期密切相关。这是宿主体内感染了过多血吸虫童虫所造成的"溢满现象"。因此，孕妇在妊娠期间切莫接触疫水，避免感染血吸虫后传给胎儿。另外，有报道感染血吸虫病的妇女所生育婴儿有早产和低出生体重的可能，提示血吸虫病可能损害到未出生的婴儿，应引起重视。

81 钓鱼是否会感染血吸虫病？

钓鱼是可以感染血吸虫病的。如果是在疫水中钓鱼，在垂钓、投放鱼饵及取鱼过程中，手足接触水体，均可感染血吸虫而患病，特别是7～9月，更易感染，需特别注意。

82 血吸虫主要损害人体哪些器官？

（1）皮肤：尾蚴穿透皮肤时引起皮炎。

（2）肺：童虫在体内移行时，对所经过的肺引起血管炎。患者可表现为咳嗽，咯血，发热，嗜酸性粒细胞增多等。

（3）肝脏病变：虫卵肉芽肿形成，造成肝内门静脉阻塞，肝纤维化，形成门静脉高压，引起腹水、脾大及胃底、食管静脉曲张。

（4）肠道病变：以结肠为主，尤其是直肠、降结肠和乙状结肠为最显著，常有腹泻症状。晚期变化主要为肠壁纤维化、肠壁溃疡，肠壁息肉形成。由于肠壁增厚，肠腔狭窄，可致机械性梗阻。由于阑尾组织也常有血吸虫虫卵沉着，阑尾黏膜受刺激及营养障碍，易发生血吸虫病阑尾炎。

（5）脾脏病变：早期肿大，与成虫代谢产物刺激有关。晚期因肝硬化引起门静脉高压和长期淤血，导致巨脾，并伴有脾功能亢进。

（6）其他脏器病变：部分患者血吸虫成虫或虫卵可通过静脉血管移行至脑部和脊髓等其他非正常寄生部位，导致脑型血吸虫病或脊髓型血吸虫病，而引起严重病变。在胃及肠系膜以及淋巴结、胰、胆囊等偶有虫卵沉积。血吸虫病侏儒症患者有腺垂体萎缩性病变和坏死，并可继发肾上腺、性腺等萎缩变化，骨骼发育迟缓。男子有睾丸退化，女子有盆腔发育不全。

83

血吸虫病能治愈吗？

血吸虫病分为急性血吸虫病、慢性血吸虫病和晚期血吸虫病。临床研究表明急性血吸虫病者经及时病原治疗后可痊愈，如未治疗或治疗不及时、不彻底，可发展为慢性血吸虫病或晚期血吸虫病。慢性血吸虫病经病原治疗后大部分能治愈，而部分未治疗或治疗不彻底时，可发展为晚期血吸虫病。晚期血吸虫病一般经过较长时间的病理发展过程，导致门静脉高压。临床表现为肝纤维化、脾大、脾亢、胃底食管静脉曲张、腹水等严重门静脉高压综合征。

目前血吸虫病采用吡喹酮治疗，吡喹酮不仅能杀灭人体内的血吸虫成虫，而且能改善由血吸虫卵引起的病理变化，治疗后受损肝、肠组织的早期病理变化可部分逆转。实验还证实在早期血吸虫病肝纤维化时，应用吡喹酮能治愈血吸虫病，由虫卵引起的肝内血管及组织病变可以逐渐得到恢复。

在我国，数以万计的晚期血吸虫病患者经过一次或多次治疗，包括病原治疗，中西医内、外科结合的对症治疗，达到了临床治愈，恢复了健康和劳动能力。

84

到疫区旅游的人员如何预防血吸虫感染？

近年来，一些非疫区城市居民、学生到疫区旅游、休闲、钓鱼的人员越来越多，往往因为不了解当地疫情，有的在疫水中洗手、洗脚、洗脸、玩水、捉鱼，在有螺草地开展文娱活动，这些来自非疫区的人员属易感人群，极易感染血吸虫病。

为预防血吸虫病感染，凡到疫区旅游、打工、休闲或垂钓的人员，应了解当地是否是血吸虫病疫区，应避免接触疫水和疫水周边的草地，注意当地设置的警示标志，做好个人防护，涂擦防护霜。凡到过疫区 1 个月内出现原因不明的发热症状，应考虑是否患了急性血吸虫病，要及时检查诊断、治疗，即使没有得急性血吸虫病，如果有原因不明的发热等症状，也应当要检查。

85

什么是急性血吸虫病？

易感人群因接触血吸虫疫水而大量感染血吸虫尾蚴后出现急性发热、肝脾大、呼吸道及消化道等症状的血吸虫病。潜伏期一般为 40 天左右。急性血吸虫病根据临床症状和体征严重程度分轻型、中型、重型。易感人群常因生活或劳作接触血吸虫疫水，多发于夏秋季节，尤以 6～10 月为常见，男性青壮年与儿童居多。发病者以初次感染人群为主，往往一群人同时暴露先后发病。最初表现为尾蚴性皮炎（接触疫水处皮肤瘙痒及红色小丘疹）和童虫移行损伤（咳嗽和胸痛），常因症状轻微而被忽视。少数慢性血吸虫病患者再次大量感染后也可表现为急性感染。临床常见表现为发热、腹痛腹泻、肝脾大，或有轻度咳嗽、皮肤荨麻疹、少数患者可有蛋白尿。接触疫水后大多在 35 天出现症状，病程一般不超过 6 个月，经杀虫治疗病情可痊愈。如不治疗，可发展为慢性血吸虫病甚至晚期血吸虫病。

86

人是怎样得急性血吸虫病的？

（1）血吸虫病的流行病学的 3 个基本环节构体是人体感染血吸虫病的前提。①传染源：患者和病牛是主要传染源，即传染源排出含有血吸虫虫卵的粪便并污染有中间宿主钉螺存在的水源。②传播途径：人接触血吸虫疫水后，血吸虫尾蚴由皮肤入侵人体。尾蚴也可通过饮用疫水时，由口腔黏膜侵入。③易感人群：不管男女老幼都是易感者。

（2）接触疫水是感染血吸虫病的关键。只要接触血吸虫疫水，就有得血吸虫病的可能。因此，请切记"不接触疫水就不会得血吸虫病"。人们接触疫水的方式：归纳起来有 3 类。①娱乐性的：游泳、戏水、钓鱼等。②生活性的：洗衣、洗菜、洗器具等。③生产性的：捕鱼、种植、收获、放牧、打樵（如收割芦苇）、防汛救灾等。

（3）感染血吸虫病最重要的 3 个环节缺一不可。①含有血吸虫卵的粪便入水。②有钉螺的存在。③人群接触疫水。

如果人体因接触疫水而大量感染血吸虫尾蚴，即可感染急性血吸虫病。

87 急性血吸虫病有何临床特征？

多见于初次感染者，有明确血吸虫病疫水接触史，平均潜伏期 40 天发病。其临床特征有如下几点：

（1）发热：患者均有发热，其热度、热型、热程因感染轻重而异。

（2）过敏反应：以荨麻疹多见，多见于发热期，广泛分布或仅局限于四肢，时发时愈，持续数天或 2 周。可伴有血管神经性水肿，全身淋巴结肿大。血常规检查嗜酸性粒细胞显著增多。

（3）消化系统症状：半数以上患者有腹痛、腹泻，腹泻每天 2～5 次，粪便稀薄，可为黏液血便。重度感染者由于虫卵在结肠浆膜层和肠系膜内大量沉积，可引起腹膜刺激征、腹部饱满有柔韧感和压痛，类似结核性腹膜炎。

（4）肝脾大：90％的患者肝大，尤见肝左叶为著；伴压痛，约半数患者有轻度脾大。

（5）其他症状：可有咳嗽、胸痛等。

（6）检验：①血常规有白细胞总数和嗜酸性粒细胞增多。②血清间接血凝试验与酶联免疫吸附试验抗体阳性。③粪便检查可发现大量血吸虫卵或孵化出毛蚴。

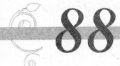

88　急性血吸虫病的诊断标准是什么？

具备以下（1）和（2）为疑似病例；具备（1）、（2）和（3）为确诊病例；具备（1）、（2）和（4）为临床诊断病例。

（1）疫水接触史：发病前2周至3个月有明确的血吸虫病疫水接触史。

（2）临床表现：以发热、荨麻疹、肝大、周围血嗜酸性粒细胞增多为主要特征，伴肝区疼痛、脾大及呼吸、消化道症状等。

（3）粪检找到血吸虫虫卵或毛蚴。

（4）免疫学检查阳性：间接血凝试验（IHA）≥1：10，酶联免疫吸附试验（ELISA）、金标免疫渗滤法（DIGFA）、胶体染料试纸条法（DDIA）1项或几项阳性。

89　如何治疗急性血吸虫病？

急性血吸虫病患者要住院治疗，主要是病原治疗和对症处理。病原治疗的方法是：吡喹酮成人120 mg/kg体重、儿童140 mg/kg体重，6天疗法，每天总剂量分3次服。其中1/2总剂量在第1、第2天分服完，另1/2在第3～第6天分服完。吡喹酮治疗见效快，轻型患者在服药1个疗程后2～4天内，体温即可降至正常；中型或重型患者需治疗1星期或更长时间，体温才降至正常。约50%的患者于服药后当天可发生伴有寒战、高热等类赫氏反应，体温可比治前升高1℃左右，出现体温"反跳"现象。为预防治疗中出现类赫氏反应，对中、重型患者应同时加应用糖皮质激素以减轻这种反应。对经1个疗程治疗后仍不退热者，如无其他原因，可在停药2周后重复1个疗程。对未经治疗体温已降至正常的急性血吸虫病患者，吡喹酮用量可按慢性血吸虫病疗法治疗。

90 什么是慢性血吸虫病?

易感人群因接触血吸虫疫水而感染血吸虫后经过慢性隐匿性发病过程,出现不同程度的慢性腹泻、头昏、乏力等症状的血吸虫病。临床分为 2 型:无症状型(隐匿型)和有症状型。前者可终生无明显临床症状,后者主要为隐匿性间质性肝炎或结肠炎表现。在流行区慢性血吸虫病占大多数,流行区居民由于常接触疫水,反复少量感染后,表现为慢性血吸虫病。急性血吸虫病患者未做彻底治疗,或未经治疗,自然退热,以及非疫区人群进入疫区偶尔接触疫水轻度感染均可演变为慢性血吸虫病。

91 慢性血吸虫病的诊断标准是什么?

具备以下(1)和(2)诊断为疑似病例;具备(1)、(2)和(3)为确诊病例;具备(1)、(2)和(4)为临床诊断病例。

(1)发病前有明确的血吸虫病疫水接触。

(2)无症状,或间有腹痛腹泻、脓血便,多数伴有左肝大,少数有脾大。

(3)粪检找到虫卵或毛蚴,或无治疗史者,直肠活检发现血吸虫卵,有治疗史者,直肠活检发现活卵或近期变性虫卵。

(4)免疫学检查阳性,即无血吸虫病治疗史或治疗 2~3 年以上的患者间接血凝试验(IHA)≥1∶10,或酶联免疫吸附试验(ELISA)、金标免疫渗滤法(DIGFA)、胶体染料试纸条法(DDIA)1 项或几项阳性。

92 慢性血吸虫病有哪些临床表现?

慢性血吸虫病主要分为无症状型及有症状型,轻度感染者大多无症状,为无症状型,仅粪便检查或直肠活检中发现虫卵,或血吸虫免疫学检查为阳性，或体检时发现肝大，B超检查肝脏影像呈光点增强增粗表现。而有症状型患者主要表现为隐匿性间质性肝炎和结肠炎。两者可出现在同一患者身上，亦可仅以一种表现为主。前者主要表现食欲不振、乏力、肝功能轻度异常，重者可出现黄疸等。后者最常见症状为慢性腹泻，脓血黏液便。这些症状时轻时重，时发时愈，病程长者可出现肠梗阻、贫血、消瘦、体力下降等。重者可有内分泌紊乱，性欲减退，女性有月经不调，不孕等。

93

慢性血吸虫病如何治疗？

慢性血吸虫病的治疗包括病原治疗、护肝治疗、对症处理。一经确诊，如无严重合并症或禁忌证，应尽早进行病原治疗。治疗目的在于杀灭机体内血吸虫成虫，以消除病原，保护个体免受血吸虫对机体的损害，防止病变发展。也对消灭传染源、阻断血吸虫病的传播具有积极意义。

（1）病原治疗：吡喹酮是治疗血吸虫感染的首选药物。住院患者：总剂量 60 mg/kg，2 天疗法，每天量分 3 次饭后 0.5 小时服，体重以 60 kg 为限，儿童体重不足 30 kg 者总剂量可加至 70 mg/kg。或者成人总剂量 40 mg/kg，儿童 50 mg/kg，顿服或 1 天分 2 次服完。对年老体弱，或有明显合并症患者可用总剂量 60 mg/kg，3 天疗法。现场大规模治疗：轻、中度流行区成人用总剂量 40 mg/kg，顿服。重流行区可用 60 mg/kg，1 天分 2 次服完。

（2）护肝治疗：慢性血吸虫病一般无明显肝功能损害，只个别患者可出现血清转氨酶增高等表现，但吡喹酮有时可致不同程度肝损伤，有条件者可在病原治疗前进行护肝治疗，在护肝治疗过程中，护肝用药不宜太多，疗程不宜太长，以免加重肝脏的代谢负担。护肝治疗的药物有：①非特异性护肝药，维生素类（B族、C等）、还原型谷胱甘肽、肝泰乐、水飞蓟素、氨基酸等。②降酶药，五味子类（联苯双酯等）、山豆碱类（苦参碱等）、甘草提取药（甘草甜素，甘草酸苷等）。③退黄药物，腺苷蛋氨酸、门冬氨酸钾镁、前列腺素 E_1、丹参、茵栀黄等。

（3）对症治疗：积极治疗并存的慢性消化道疾病，改善体质，有贫血及营养不良者，予以加强营养支持治疗。对有明显腹泻、食欲差的患者，予以静脉补充能量，保持水、电解质平衡。对慢性腹泻为主要临床症状的患者，采用中西结合治疗方法，利用结肠透析仪进行中药保留灌肠。

94

慢性血吸虫病都会发展为晚期血吸虫病吗？

慢性血吸虫病不一定都会发展为晚期血吸虫病。但在血吸虫病流行区，患者由于反复感染或重度感染，未经及时病原治疗，或未彻底治疗，经过数年至数十年（平均3～5年）的病理发展过程，可发展为晚期血吸虫病。慢性血吸虫病只要经过及时、有效、规范的治疗，是能有效地控制疾病的发生和发展的。否则很易发展为晚期血吸虫病，特别是合并有乙型病毒性肝炎的患者更应引起重视。

95

什么是晚期血吸虫病及晚期血吸虫病门静脉高压？

易感人群感染血吸虫尾蚴后经过长期的慢性病理发展过程出现肝脏纤维化、门静脉高压、结肠肉芽肿性病变及严重影响生长发育等一系列表现的血吸虫病。此类患者常有长期反复接触血吸虫疫水而重复感染，且未得到有效的病原治疗的过程。根据临床特征，传统上分4型，即腹水型、巨脾型、侏儒型、结肠增殖型。此外，也有学者在此分型基础上另增普通型、出血型、肝性脑病型及混合型共8型，并对各型的标准进行了重新的界定。晚期血吸虫病形成门静脉高压时，压力可达到30～40 cmH_2O，并相继出现脾大和脾功能亢进、食管胃底静脉曲张和呕血、腹水等一系列临床症状的综合征称晚期血吸虫病门静脉高压。正常的门静脉压力一般为13～24 cmH_2O。

晚期血吸虫病各类型有何特点？

（1）普通型晚期血吸虫病：是指晚期血吸虫病肝纤维化中肝功能处于代偿期的一种临床类型。即早期肝纤维化，属 Child-Pugh A 级。可有门静脉压力增高，但无门静脉高压系列综合征者，患者症状较轻，常缺乏特征性。主要表现为食欲缺乏、精神差、体力下降、消化不良、右上腹隐痛和腹泻。体征不明显，肝脏常肿大，部分患者有脾大，并可见蜘蛛痣和肝掌，肝功能正常或轻度异常。此型患者如不及时治疗，极易发展为失代偿期患者。因此，此型是需积极控制疾病进一步发展的关键临床类型。

（2）腹水型晚期血吸虫病：是指血吸虫病性肝纤维化致肝功能失代偿，以腹水为突出表现的临床类型。该型常与巨脾型合并存在。临床表现为腹胀、腹围增大和尿量减少。

（3）巨脾型晚期血吸虫病：是指血吸虫性肝纤维化致门静脉高压，以脾大和脾功能亢进为突出表现的临床类型。巨脾通常指脾大Ⅲ级或重度脾大，脾大Ⅱ级伴重度脾功能亢进亦属此型。

（4）出血型晚期血吸虫病：通常将晚期血吸虫病性肝纤维化致门静脉高压，以引起上消化道出血为突出表现的临床类型为出血型晚期血吸虫病。食管静脉重度曲张也列在此型。上消化道出血是晚期血吸虫病最为严重的并发症之一。其原因主要是大量血吸虫虫卵肉芽肿引起的门脉周围纤维化，引起门静脉血流淤滞，导致门静脉压力增高引起食管、胃底静脉曲张并出血。临床以食管、胃底静脉曲脉破裂出血为最多见，其次是门静脉高压性胃黏膜病变即门静脉高压性胃病。

（5）结肠增殖型晚期血吸虫病：是指血吸虫病主要以结肠损害并形成虫卵肉芽肿为突出表现的临床类型，又称为结肠肉芽肿型。虫卵肉芽肿还可发生在回肠、十二指肠和邻近的胃壁。晚期血吸虫病（结肠增殖型）可以合并有门静脉高压，有学者认为如不同时存在门静脉高压，应列为慢性血吸虫病。根据湖南省血吸虫病防治所附属湘岳医院1980～2010年的晚期血吸虫病住院患者统计，结肠增殖型晚期血吸虫病患者约占同期所有血吸虫病住院患者的0.64%，占晚期血吸虫病患者的5.98%。该病可以癌变，甚至高达60%，但恶性程度低，转移较慢，预后良好。

（6）侏儒型晚期血吸虫病：儿童或青少年感染血吸虫后，表现以生长发育障碍，青春期身材矮小、性器官不发育、没有生育能力，面容苍老，似先衰的"小老人"为突出特征的临床类型，称为侏儒型晚期血吸虫病，又称为血吸虫病性侏儒症。部分侏儒型晚期血吸虫病患者可同时伴有腹水、巨脾及食管胃底静脉曲张等门静脉高压征象。也有作者认为应将不具门静脉高压者的侏儒型患者归于慢性血吸虫病。

（7）肝性脑病型晚期血吸虫病：是指血吸虫病性肝纤维化致肝功能失代偿，以意识障碍、运动障碍、行为异常、精神紊乱，甚至昏迷为突出表现的临床类型。由于在血吸虫病肝硬化的基础上，发生肝衰竭或门体分流引起代谢紊乱，使从肠道来的毒性物质不能被肝脏解毒或清除，或通过侧支循环绕过肝脏直接进入体循环，透过血-脑屏障到达脑组织中而引起大脑功能紊乱。也可表现为仅仅用智力测验或电生理检测方法才能检测到的轻微异常。仅用心理学检测方法才能检测到的轻微异常的肝性脑病，又称为亚临床肝性脑病（SHE）或轻微肝性脑病（MHE）。

（8）混合型晚期血吸虫病：是指同时存在两种或两种以上的临床类型的晚期血吸虫病患者。临床上以巨脾型合并腹水型，巨脾型合并出血型，巨脾型合并肝性脑病型多见。如晚期血吸虫病合并有乙型病毒性肝炎或丙型病毒性肝炎所致肝硬化，不能称为混合型，只能称为合并症。

97 晚期血吸虫病也需要进行杀虫治疗吗？

晚期血吸虫病是否进行病原治疗存在一定争议。尽管有个别报道称吡喹酮治疗晚期血吸虫病曾出现严重反应，但总体来说是比较安全的。吡喹酮杀虫治疗是晚期血吸虫病治疗的一个重要组成部分，判断晚期血吸虫病患者是否需要进行杀虫治疗的总原则是：体内有血吸虫成虫存活就需要吡喹酮杀虫治疗，体内无血吸虫则不必。晚期血吸虫病患者除有腹水，肝性脑病史、一年内有上消化道出血史，心脏、肝脏、肾脏功能明显损害者外，对于具有晚期血吸虫病症状、体征，且粪检找到虫卵或毛蚴，或直肠和其他活组织检查找到近期虫卵，或血清抗体检测阳性且距末次治疗满2年，或循环抗原检测阳性且距末次治疗满1年者，一般需住院行病原治疗。但治疗剂量和疗程应采取个体化原则，根据肝功能及全身情况进行调整。由于晚期血吸虫病患者病程长、病情复杂，吡喹酮治疗后可能出现较严重的治疗反应，甚至死亡。因此，晚期血吸虫病的杀虫治疗应该较为审慎，要认真选择对象，用适当的剂量和疗程，并应住院观察。一般情况好者，总剂量 60 mg/kg，2 天或 3 天疗法；肝功能较差者，总剂量 90 mg/kg，6 天疗法。每天 3 次。必要时适当进行护肝、对症、支持、降门静脉压等综合治疗。吡喹酮杀虫治疗后，多数患者原有症状减轻，特别是儿童生长发育障碍者，治疗后生长和发育常可获得明显改善。结肠增殖型患者，治疗后部分病例结肠肉芽肿亦可减轻消失。

总之，晚期血吸虫病杀虫治疗是有必要的，只要掌握个体化处理原则，也是安全的。如系巨脾型或出血型及结肠增殖型患者需手术时即可选择术前，亦可术后。如果肝功能已经失代偿，则不考虑杀虫治疗。如肝功能处于代偿期，年龄不大，从长远的角度，应进行杀虫治疗，但剂量应减少，因为此类患者肝脏代谢差，药物半衰期延长。

98 晚期血吸虫病的诊断标准是什么？

具备（1）和（2）诊断为疑似病例；具备（1）、（2）和（3）为确诊病例；具备（1）、（2）和（4）为临床诊断病例。

（1）长期或反复的疫水接触史，或有明确的血吸虫病治疗史。

（2）有门静脉高压症状、体征，或有侏儒、结肠肉芽肿表现。

（3）粪检找到虫卵或毛蚴，或无治疗史者直肠活检发现血吸虫卵，有治疗史者发现活卵或近期变性虫卵。

（4）免疫学检查：血清免疫学检查阳性，即无血吸虫病治疗史或治疗 2~3 年以上的患者间接血凝试验（IHA）≥1∶10，或 ELISA、DIGFA、DDIA 其中 1 项或几项阳性。

99 为什么要对晚期血吸虫病采取多学科综合治疗？

过去晚期血吸虫病的治疗是采用以单一专业为基础的分散的传统诊疗模式，即单学科治疗（SDT）。患者只就诊于某个科室或某一专家，由于治疗方案随意性大，患者往往得到较片面的诊断与治疗，因而很容易延误诊治，影响疗效甚至导致严重并发症。而多学科综合治疗（MDT）针对患者具体发病原因，结合各专业的经验，从整体化、系统化视角参照循证医学证据开展病例讨论，就具体患者制定最合适的治疗方案；从而达到各学科之间的"无缝衔接"，可起到"集思广益"、"取长补短"的作用。多学科综合治疗（MDT）理念为晚期血吸虫病的治疗提供了一个专业医疗团队，使之对临床信息的解读更精准、更实用，临床决策更合理，能够最大程度地整合医疗资源，发挥团队优势，使患者获最佳疗效。学科综合治疗需遵循以下基本原则：一是综合治疗的理念，不能由单一专业的专家来完成，而需要多学科专家采用多种方法综合治疗。二是遵循循证医学，即临床决策是以循证医学作指导，选择最优方案，并用于医疗实践。三是个体化的治疗方案，即根据疾病进展，在不同条件下，依照患者基本情况，疾病的轻重缓急，制定出一种主要的治疗方式，从个体入手，分析个体特性，量体裁衣，制定个体化方案。

100 什么叫异位血吸虫病？

易感人群接触疫水感染血吸虫后，偶然发生成虫或虫卵肉芽肿在门静脉系统以外寄生，此为异位寄生。异位寄生的血吸虫成虫及虫卵沉积于门静脉系统以外的器官或组织中，由此造成的损害称为血吸虫异位损害或称为异位血吸虫病。异位寄生与异位损害多发生在大量尾蚴感染的急性期，但慢性期及晚期患者也可出现。

引起异位损害的途径有：①急性期门静脉充血扩张，虫卵可经肝窦至肝静脉，经体循环散布于体内各处。②经门体侧支循环、虫卵经门静脉到体循环。③成虫异位寄生，并不断产卵。

101 常用的血吸虫病的检查技术有哪些?

血吸虫病的检查主要包括病原学检查和免疫学检查。

血吸虫病病原学检查方法较多，曾在实践中应用的有：沉淀集卵镜检法，尼龙绢集卵镜检法、孵化法，改良加藤法和直肠活体组织检查法等。旨在从粪便或组织内检查出血吸虫虫卵或毛蚴，阳性结果，对诊断有确诊价值。

免疫学检查是寄生虫病实验诊断的重要组成部分。确诊寄生虫感染最可靠的依据是从人体的分泌排泄物或组织体液内查出寄生虫或虫卵。然而由于各种因素的影响，临床上有时很难对可疑感染者做出病原学诊断。在血吸虫病流行病学调查中，先用免疫学方法过筛，以便减少工作量。

免疫学检测技术已被广泛应用于寄生虫病的免疫诊断，从而弥补了病原学检查的不足。在方法学上，国内外近年对有关寄生虫病的诊断中的多种新技术应用进行了筛选、优化和完善，为不同条件下的寄生虫病诊断提供了实用方法；在诊断试剂上，随着高新技术的发展，诊断材料不断走向标准化，质量明显提高。在某些重要寄生虫病诊断中，免疫学检测已显示出高度的特异性、敏感性、重现性（稳定性）、实用性（简便、经济）和一定程度的疗效考核价值。

在血吸虫病免疫诊断中多为体液免疫检测技术，其中以检测特异性抗体者居多，目前常用的方法有间接血凝试验（IHA）、酶联免疫吸附试验（ELISA）、胶体染料试纸条法（DDIA）、金标免疫渗透法（DICFA）等。

102 什么是包虫病? 主要分类有哪些?

包虫病是棘球蚴病的俗称，是由棘球属绦虫的幼虫-棘球蚴寄生于人和动物的肝、肺等其他组织器官而引起的一种重要的人兽共患寄生虫病。世界公认的棘球绦虫有 5 种，在我国对人和动物致病包虫病主要分为囊型、泡型两种，其中囊型包虫病是由细粒棘球绦虫幼虫引起的，泡型包虫病是由多房棘球绦虫幼虫引起的。包虫病广泛分布于全球以牧业生产为主的地区，也是导致我国西部农牧区群众因病致贫、因病返贫的主要原因之一。

目前世界公认的棘球绦虫共分为 5 类，分别为细粒棘球绦虫、多房棘球绦虫、伏氏（福氏）棘球绦虫、少节棘球绦虫和石渠棘球绦虫。其中石渠棘球绦虫最近发现。相对应引起的人体包虫病主要为囊性包虫病、泡型包虫病和多囊型包虫病，我国国内无第三和第四种病原体存在，目前也未发现因石渠棘球绦虫幼虫引起的人体包虫病。因此在我国流行的包虫病主要分为囊型和泡型两种。

103 包虫病对人体的危害有哪些？

包虫病可导致人体肝、肺、脑及骨骼等全身器官和组织的损害，给患者造成严重的健康危害，给其家庭带来沉重的经济负担。包虫病患者早期可无任何临床症状，多在体检中发现。囊型包虫病对人体的危害以机械损害为主，如在肝区常有肝区疼痛；在肺部可出现呼吸急促、胸痛症状；在颅脑则引起头痛、呕吐甚至癫痫症状；若包块压迫门静脉可致腹水。同时伴有荨麻疹、哮喘和血管神经性水肿等症状，另外，如囊液大量溢出可产生过敏性反应，可引起严重的过敏性休克，甚至死亡。泡型包虫病几乎 100％原发于肝脏。表现为肝脏肿块或肝大，腹痛和黄疸以及门静脉高压，症状类似肝癌，病程可长达 1～5 年或更长，病死率极高，俗称"虫癌"。

104 我国哪些地方流行包虫病？

我国是世界上包虫病流行最严重的国家之一，调查显示，我国西部新疆、内蒙古、甘肃、宁夏、西藏、青海、四川、云南、陕西 9 个省份约有

5000万人口有感染风险，据估算近 17 万人患有包虫病，截至 2017 年，在上述地区至少有 368 个县流行包虫病，其中 115 个县为两型包虫病混合流行县，其他地区则呈零星散发。尽管我国包虫病的疾病负担在全球百分比并不像早期估计的那么高，但从调查结果来看，我国仍然是囊性和泡型包虫病最重要的流行地区。

105 包虫病能被控制和消灭吗？

包虫病的控制从全球范围内来看是被忽视的。自 1863 年冰岛开始实施控制计划至今，共有 13 个国家或地区开展了预防控制计划。目前已得到控制的国家有冰岛、新西兰和塞浦路斯 3 个岛屿国家及澳大利亚塔斯马尼亚岛和阿根廷的马尔维纳斯群岛地区。南美洲阿根廷、智利和乌拉圭等国家控制计划已开始产生了效果，这些成功的实例充分说明包虫病是可以控制和消灭的。

106 包虫病对畜牧业的危害有哪些？

包虫病对畜牧业的危害主要表现为动物发育受阻，生产性能下降以及脏器废弃。牛、羊等牲畜患包虫病后会造成体质下降、繁殖能力丧失，皮毛和肉品的质量下降，尤其是在冬春季节会引起动物的群发，造成牲畜大批死亡。每年全球因包虫病对畜牧业的经济损失估计为 20 亿美元，我国的经济损失估计在 30 亿人民币左右。

107 为什么泡型包虫病又称"虫癌"？

泡型包虫病患者在最初的 5～15 年持续无症状潜伏和随后慢性病变，肝内寄生虫病病灶的大小可以从数毫米至大面积浸润（15～20 cm），严重危害患者生存及生活质量，甚至丧失劳动能力。同时，泡型包虫病手术治疗费用巨大，部分患者需进行肝移植，给患者及家庭带来极大的经济负担。据世界卫生组织的相关资料显示，未经治疗或治疗不当的泡型包虫病患者10年死亡率高达94％，因此被称为"虫癌"。

108 包虫病是怎样传播的？

包虫病是通过食入虫卵而传播。感染后排出含虫卵粪便的犬、狐和狼是包虫病的主要传染源，羊、牦牛及人等食入虫卵污染的食物、水等而感染。人与人之间，牛羊之间不会直接传播。其中细粒棘球绦虫虫卵——由牛羊等中间宿主食入，在中间宿主体内发育成棘球蚴，导致脏器病变——牛、羊的病变的脏器由终末宿主犬食入后，在犬体内发育成成虫——排出孕节及虫卵——又在牛羊等中间宿主体内发育成棘球蚴，形成循环。如虫卵被人食入，则在人体内发育成棘球蚴——导致脏器病变。带有泡球蚴的鼠类动物的脏器——犬、狐和狼等（终宿主）吞食——45天原头蚴发育为成虫——排出孕节和虫卵——小型鼠与啮齿类动物或人食入虫卵感染。

109 哪些人群易得包虫病？

不同种族和性别的人都易得包虫病，而从事牧业生产、狩猎和皮毛加工的人群销售或使用为高危人群。在我国青藏高原广大牧区，牧民仍从事传统的牧业生产方式，四季游牧。同时，牧区以个体散在家庭屠宰为主，感染包囊的牲畜内脏随意丢弃或喂狗，犬和其他野生肉食兽类随时可能吃到病变的牲畜内脏，以犬为主的终末宿主的感染和再感染不断重复，人类流动和贸易交往则是包虫病流行扩散的原因之一。

110

哪些动物是传播包虫病的中间宿主？

囊型包虫病主要在家畜中循环传播，偶蹄类家畜是主要的易感中间宿主，其中以绵羊最为易感，其次为牛、骆驼、猪等草食和杂食动物；泡型包虫病主要在啮齿目和兔形目等野生动物中循环，以田鼠、鼠兔等中间宿主啮齿类动物最为易感。

111

为什么犬科类动物是包虫病的主要传染源？

带有包虫囊肿病变的牛、羊脏器被犬科类动物食用后，包虫成虫则在小肠上生长、发育及生产虫卵，并随犬科类动物排出粪便向外界环境散播，造成牧场、畜舍、蔬菜、土壤及水源污染，进而造成牛、羊及人群从口而入而感染包虫病。因此家犬、流浪犬是囊型包虫病的主要传染源；带有泡球蚴（多房棘球绦虫幼虫）的中间宿主如田鼠、黄鼠、沙鼠和鼠兔等中间宿主被犬、狼、狐和猫等野生动物捕食后成为泡型包虫病的传染源，粪便排出虫卵污染环境，感染家畜和人群，因此泡型包虫病常见的主要传染源为犬，其次是狐、豺及狼等野生犬科类动物。

112

包虫病流行影响因素有哪些？

包虫病流行影响因素可概括为以下几方面。一是自然疫源性。我国包虫病流行的特点是由西向东有明显减弱趋势，那里大部分地区属高寒草甸，干旱少雨；有些地区是高寒山区，气候寒冷。这些地区以农牧业作为主要生产生活类型，各种动物资源十分丰富，且相互之间构成较为固定的捕食与被捕食食物链，构成了包虫病在动物间、人和动物间传播和流行的有利条件。二是虫卵对外界环境的抵抗力非常强。它能在自然状态下可保持较长时间的感染力。因此，犬科动物排出的虫卵随犬、人类活动及土、风、水的散播，留存于人及家畜、小型哺乳动物活动场所的机会多，相应的人和动物感染机会就增多。三是生态环境改变。我国西北部牧区草场载畜过多，草原因过度放牧而导致退化甚至沙漠化，促进了小型哺乳动物的生长繁殖，造成泡球蚴病发病率的增加。四是防治知识缺乏。包虫病高发流行区大部分是经济较为落后的中、西部少数民族地区。这些地区由于受历史地域、生产生活条件和宗教习俗的影响，经济落后，交通和通信不发达，农牧民科技文化知识普及率低，绝大部分人不了解包虫病，更不知道它是如何传播的。因此以从事牧业生产的牧民感染最为严重，农民次之，而有较高文化水平的人较少。除了与大部分人从事牧业生产有关外，也与其他因素有关系，如饮食习惯、个人卫生等。

113

人和动物是如何得包虫病的？

包虫病主要是经粪－口途径，通过食入虫卵而传播，在干旱多风地区，虫卵随风飘扬，通过吸入含有虫卵的灰尘、空气飞沫感染，因此也有经呼吸道感染的可能。此外，与家犬玩耍、食入被虫卵污染的蔬菜、人畜共饮受污染的水源、狩猎、从事野生动物皮毛贩运、加工、销售或使用也可造成间接感染。

114

如何杀灭环境中的包虫虫卵？

包虫病虫卵对化学药品具有很强的抵抗能力。在50％、70％、90％乙醇中50～60分钟仍具有活力。常用的二氧化氯、次氯酸钠、次氯酸钙等化学消毒剂低剂量时难以透过卵壳灭活包虫虫卵，有研究表明，当次氯酸钠有效氯浓度大于3.75％时才能灭活包虫虫卵，据中华预防医学委员会有关资料显示虫卵对干燥比较敏感，在相对湿度为25％时经过4天可灭活虫卵，在极度干燥的环境中经过1天即可灭活虫卵，但干燥的方法在包虫病区难以大规模推广使用，一般针对包虫虫卵的灭活是采用简单有效的煮沸灭活方式。在60℃～80℃煮10分钟或100℃煮沸即可杀灭虫卵。

115

人体囊型包虫病临床表现有哪些？

包虫病患者早期可无任何临床症状，多在体检中发现。主要的临床表现为棘球蚴囊占位所致压迫、刺激或破裂引起的一系列症状。囊型包虫病可发生在全身多个脏器，以肝、肺多见，也可发生在腹腔和盆腔、脾、肾、脑、骨、纵隔、心脏、肌肉和皮肤、膀胱、卵巢、睾丸、眼等部位。囊型包虫病对人体的危害以机械损害为主。因棘球蚴生长缓慢，往往在感染5～20年才出现症状。由于棘球蚴的不断生长，压迫周围组织、器官，引起组织细胞萎缩、坏死，常见的症状有：

（1）局部压迫和刺激症状：受累部位有轻微疼痛和坠胀感。如累及肝脏可有肝区疼痛。累及肺部可出现呼吸急促、胸痛等呼吸道刺激症状。累及颅脑则引起头痛、呕吐甚至癫痫等症状。位置表浅的棘球蚴可在体表形成包块，触之坚韧，压之有弹性，叩诊时有震颤感。若包块压迫门静脉可致腹水。

（2）毒性和过敏反应：常有荨麻疹、哮喘和血管神经性水肿等。囊液大量溢出可产生过敏性反应，如进入血液循环可引起严重的过敏性休克，甚至死亡。

（3）继发性感染等并发症：一旦棘球蚴囊破裂，可造成继发性感染。

116

人体泡型包虫病临床表现有哪些？

泡型包虫病原发病灶几乎都位于肝脏，就诊患者多属晚期。主要为右上腹缓慢增长的肿块或肝大。上腹部隐痛，有时伴有腹绞痛和寒战高热等感染症状；肝大或在肝区有明显肿块，肝脏质地坚硬有时可触及硬结节；有不同程度的胆汁淤积性黄疸，门静脉高压。泡型棘球蚴具有"类肝癌"样浸润性生长的特点，可发生转移并出现转移病灶所在脏器的症状。主要的并发症是因胆道系统阻塞、感染而致的败血症或中毒性休克，肝功能损害，直至肝衰竭或多器官功能衰竭而死亡。泡型包虫病几乎100％原发于肝脏。晚期患者甚至有恶病质现象。本病症状类似肝癌，但其病程可长达1～5年或更长。泡型包虫病可发生肺、脑等部位的转移，并出现相应部位的占位性局部压迫、刺激或过敏反应等临床症状和体征。少数患者可同时存在2种棘球蚴混合感染。个别泡型包虫病患者可出现寄生虫性栓塞。

117

人体包虫病的诊断方法有哪些？

人体包虫病诊断一般采用影像学检查，对于占位性病变采用B超扫描、X线检查、计算机断层扫描（CT）或磁共振成像（MRI）任一检查方法确定包虫病的特征性影像。免疫学检测方法作为辅助诊断方法，对判断人体包虫病具有一定临床意义，目前有间接血凝试验（IHA）、酶联免疫吸附试验（ELISA）、PVC薄膜快速ELISA等。其中，以ELISA法最为常用且较敏感。现有的包虫病免疫学试验方法在敏感性和特异性上存在很大的差异。试验结果受许多因素的影响，目前，国内最为常用的是包虫IgG抗体检测法均已有商品化试剂盒，按照试剂盒说明书进行操作即可。此外，在手术活检材料、切除的病灶或排出物中发现棘球蚴囊壁、子囊、原头节或头钩直接可以确定为包虫病。在临床上，对疑似肝囊型包虫病患者可在影像设备监视下，行穿刺，取穿刺液查见原头蚴则可确诊。

当有流行病学接触史；脏器上有实质性占位性病变，但影像上同单纯性囊肿、肝癌、胆囊积液、右肾积水、肝脓肿、较大血管瘤、普通钙化灶等病灶无法鉴别时，可以用血清学检测结果来鉴别诊断。

118

人体包虫病的治疗方法有哪些？

包虫病的治疗方法有药物治疗和手术治疗。在包虫病流行区对发现的包虫病患者，国家免费提供治疗药物，对手术治疗提供补贴。符合手术指征并愿意接受手术治疗的患者，可选择肝部分切除术、根治性肝切除术、姑息性肝切除术、单纯手术引流术等方法手术治疗包虫病。药物治疗主要是服用阿苯达唑片剂和阿苯达唑乳剂。

119 如何使用抗包虫病药物？有何禁忌证及注意事项？

当前治疗包虫病的主要药物为阿苯达唑，是一种广谱寄生虫病治疗药物，是目前推荐的首选药物，有片剂和乳剂两种剂型。阿苯达唑片剂，每人每天 15 mg/kg 体重，根据体重测算药量，早晚 2 次餐后服用，连续服用 6～12 个月或以上。阿苯达唑乳剂（规格：12.5 mg/ml），每人每天 0.8 ml/kg 体重，14 岁以下儿童每天 1.0 ml/kg 体重，早晚 2 次餐后服用，连续服用 6～12 个月。

服药禁忌证及注意事项：①妊娠期间和哺乳期的妇女、2 岁以下儿童、有蛋白尿、化脓性皮炎及各种急性疾病患者禁用；②有肝、肾、心或造血系统疾病、胃溃疡病史者和 HIV 感染者，应到县级或县级以上医院检查后确定治疗方案；③有结核病的包虫病患者，应参照结核病治疗方案进行治疗，治愈后再进行包虫病治疗；④服药期间应避免妊娠。

120 人体包虫病治疗的效果如何判定？

包虫病的疗效判定主要依靠 B 超影像，分为治愈、有效和无效。标准可概括为：一是治愈。囊型包虫病：临床症状和体征消失，且 B 超检查显示包囊消失，或囊壁完全钙化，或囊内容物实变。泡型包虫病：临床症状和体征消失，且 B 超检查显示病灶消失或病灶完全钙化。二是有效。囊型包虫病：临床症状和体征改善或 B 超检查具有的特征之一。①囊直径缩小 2 cm 以上；②内囊分离征象；③囊内容物中回声增强，光点增强增多。泡型包虫病：临床症状和体征改善，或 B 超检查具有的特征之一。①病灶缩小；②病灶未增大，回声增强。三是无效。临床症状和体征无缓解，且 B 超检查显示病灶无任何变化或进行性增大。

121 人体包虫病免费检查和治疗包括哪些内容？

人体包虫病的免费检查和治疗只在包虫病流行区范围内。目前，流行区县（区）疾控中心主要对人群开展影像学和实验室检查等方法。对发现包虫病患者给予药物治疗或手术治疗，国家免费提供阿苯达唑治疗药物。对发现符合手术指征的包虫患者，建议到定点医院实施手术治疗，可获治疗补助。

122 如何开展流行区人群包虫病筛查？

目前流行区的县级疾病预防控制机构和卫生机构在当地通过主动筛查和医院门诊检查的方式完成对流行区的人群筛查，省级机构负责质量控制。此外，有流行区的居住、工作、旅游或狩猎史，或与犬、牛、羊等家养动物或狐、狼等野生动物接触史；在非流行区有从事来自流行区的家畜运输、宰杀、畜产品和皮毛产品加工等接触史的个人如有临床症状出现，可到当地医院或疾病预防机构进行检查。

123 流行区患者如何进行治疗与管理？

流行区患者治疗与管理直接关系到包虫病防治的成效。患者术后可在医院申请国家补助或向户籍地所在县卫计局申请补助。对于不能手术的患者，由乡镇卫生院给药治疗。县（区）疾控中心负责患者的管理、随访和疗效考核，对包虫病患者要建立完善的病案资料登记管理制度和随访制度，一般随访按照药物治疗开始后半个月进行一并登记用药后的反应情况，对有不良反应者按照轻、中、重分级进行相应处理。而复查则对继续治疗者每 6 个月进行一次影像学复查，评价疗效，并确定下一步的治疗方案，所有资料逐步实行计算机管理。

124

流行区内为什么要灭鼠？

流行区内以田鼠和高原鼠兔为主的小型啮齿类动物是泡型包虫病传播的主要中间宿主，随着数量激增，感染率不断升高，发病率也不断上涨，与之活动在外的野犬、狐狸与狼等食入后发病率也不断上升，从而导致人感染泡型包虫病风险也日益上升，因此对流行区内开展灭鼠工作是阻断泡型包虫病传播的重要途径，也是减少人感染包虫病和其他鼠类传染病的重要保障。

125

如何避免家畜得包虫病？

目前在流行区因无法避免在受污染牧场或草场进行放牧，因此尽量远离受污染的环境或在经过传染源干预后，环境得到净化后场地进行放牧可以适当减少家畜感染的概率，此外，采用免疫预防手段进行防制，对新生羊采用疫苗（EG95）接种，提高免疫保护效果对于减少家畜感染包虫病也得到了较多研究证实，疫苗大范围的使用与推广也在逐步开展。

126

为什么要进行犬只登记、驱虫与管理？

流行区内家犬已成为农牧民重要的生产资料，数量庞大；犬的登记、驱虫和管理对于传染源控制至关重要，是阻断包虫病传播的最佳途径。流行区要对所有的犬进行登记，并及时更新犬数量变化数据，要求犬主对家犬进行拴养，并对犬粪进行掩埋。同时，流行区的犬要进行驱虫，采用的药物为吡喹酮片剂，小狗（小于 15 kg）1 片，大狗 2 片，犬驱虫后 3 天内排出的粪便要掩埋或焚烧，要做到犬犬投药、月月驱虫。

127

流行区内无主犬如何控制？

受民风及风俗等因素影响，藏族牧民全民信教，反对杀生，流行区存在大量野犬、无主犬和流浪犬，且数量和控制难度大，这是造成包虫病流行的重要原因。因此，当前除在流行区内要了解和掌握区域活动的无主犬数量，控制并减少无主犬的数量，以减少污染外，加强对无主犬进行驱虫、集中圈养或捕杀等方式也能在一定程度上减少包虫病传播的强度。

128

包虫病会遗传和相互传染吗？

包虫病是通过食入虫卵而传播。感染的狗、狼和狐是囊型包虫病的主要传染源，人、牛及羊等动物在接触虫卵后通过手-口传递或接触了被污染的食物、水、土或污染物而感染。包虫病不会遗传，人与人之间、牛羊之间不会直接传播。

129

吃牛羊肉会得包虫病吗？

牛羊肉本身不带有传染性，包虫病是由狗传给人的。狗吃牛羊病变内脏感染包虫病后再将包虫病传给人。当人食入被虫卵污染未经煮熟的牛羊肉、蔬菜或人畜共饮污染水源也会造成感染；在放牧、剪毛、挤奶、皮毛加工等过程中也可发生感染。因此吃没有被包虫卵污染的牛羊肉是不会得包虫病的。

130

养狗会得包虫病吗？

包虫病是由狗传给人的。人与狗密切接触，虫卵污染手指后经口感染；因此在流行区与狗玩耍，感染包虫病的风险是很大的。养狗要避免用动物病变内脏喂食，要给病犬及时驱虫并拴养，一般来说感染包虫病风险就会大大降低。

131

饮水与包虫病有哪些关系？

流行区内广大牧民过着"逐水草而居，沿水草而牧"的游牧生活，人畜共饮污染严重的坑塘水和地表水，极易感染包虫病。因此在流行地区建立集中供水系统，建造自来水设施，提供安全的用水是避免感染包虫病的有效办法，同时对于个人来说，要喝开水，不饮生水也是减少感染包虫病的最好办法。

132

个人如何避免患包虫病？

不养犬、不玩狗、勤洗手、喝开水、吃熟食是预防包虫病的关键。远离被虫卵污染的物品、食物和水。接触狗后及饭前要用肥皂和清洁水洗手。生活在流行区内的居民要给狗定期驱虫，要做到"犬犬投药，月月驱虫"这是控制包虫病传播的有效方法。另外，家畜病变脏器要烧毁或深埋，不要喂狗。因为患包虫病的牛羊内脏含有大量的幼虫，一旦被狗吞食就会在其体内发育为成虫并排出大量虫卵污染环境，造成包虫病在人群以及牛羊中传播。

133

我国防治包虫病的策略是什么？

为了加强包虫病防治工作，减少包虫病对人民群众的健康危害。自 2005 年开始，国家出台了一系列政策和措施来控制包虫病的流行，如《2006—2015 年全国重点寄生虫病防治规划》、《防治包虫病行动计划（2010—2015 年）及《2016—2020 年包虫病等重点寄生虫病防治规划》，等等。我国防治包虫病策略是以控制传染源为主，积极开展健康教育、中间宿主防治、患者查治相结合的综合性防治措施。贯彻预防为主、科学防治的方针，实行因地制宜、分类指导的原则；逐步建立和完善政府主导、部门合作、全社会共同参与的工作机制。

134

包虫病主要防治措施有哪些？

当前包虫病防治的主要措施可概括为：犬的登记和驱虫，患者的筛查和治疗，家畜的屠宰管理和检疫，人群健康教育，安全供水和疫情监测。

135

为什么要开展包虫病健康教育？

包虫病流行区内卫生条件差，人群感染概率大，尤其是各类人群不良生产、生活习惯的长期存在，不但加剧了包虫病的传播，也成为人群患病率居高不下的主要原因。健康教育与健康促进是全民素质教育的重要内容，是解决公共卫生问题的重要手段，具有成本低、广覆盖、全方位的特点。防治包虫病的相关经验亦表明，通过持续开展健康教育与健康促进，提高广大牧区人民群众的健康意识和自我防护能力，对于降低包虫病传播风险，减少感染概率，逐步降低人群患病率作用明显。具体来说，流行区内针对学生人群要宣传包虫病防治知识，通过开展小手拉大手的活动向学生家长传播包虫病防治知识。针对宗教教职人群要积极宣传国家免费救治包虫病的政策，同时要利用各种宗教活动向信教群众传播包虫病防治知识，及时引导他们正确就医。同时，流行区的宣传部门、新闻单位要积极组织包虫病防治相关知识公益广告及防治工作信息发布；各级党校、行政学院和团校可以采取专题讲座形式来宣传包虫病防治有关政策和信息；各级各类领导干部也要积极听广播、观看宣传片，参加专题培训，以身作则积极响应和投入包虫病防治工作。

136 什么是包虫病疫情监测？如何监测？

为持续了解全国包虫病流行区疫情的动态变化，2016 年我国采取在主要流行区设置固定监测点（目前为 140 个），开展人群、终末宿主及中间宿主感染监测工作形式，关注与分析疫情动态变化。评价防治工作效果，为制订包虫病防治策略和措施提供科学依据。

（1）在流行区开展人群患病情况监测：流行区内县级疾病预防控制机构在每个监测县所选定的监测点对人群进行 B 超筛查，B 超检查为疑似病例时，以血清学方法检测抗棘球蚴抗体进行辅助诊断；保存所有的包虫病病例影像资料和血样，交省级疾病预防控制机构进行复核。

（2）在流行区开展终末宿主感染监测：流行区内，每年 3～6 月由疾病预防控制机构专业人员采集家犬和无主犬粪（有无主犬的村庄），采用免疫学方法（夹心 ELISA 法）检测犬棘球绦虫粪抗原，随机保留 10 份阳性（不足者全部保留）和 10 份阴性粪便标本，送省级疾病预防控制机构采用夹心 ELISA 法和 PCR 方法进行复核。

（3）在流行区开展中间宿主感染监测：流行区内中间宿主监测根据流行类型分为以下 3 种情况。①在囊型包虫病监测县，在集中屠宰场或较大的宰杀点，每年检查本县饲养的羊或牛的内脏，收集与记录基本和鉴别信息，查看与保留病变脏器。②在混合型包虫病流行区的监测县，每年 4～6 月在人群居住点周围捕捉小型啮齿目兔形目动物进行剖检，收集与记录基本信息和鉴别信息，查看与保留病变脏器。③对所有动物发现的病变脏器应送至省级防治机构进行病原或病理切片鉴定。

137

为什么包虫病防治很困难？

包虫病的流行特征、防治难度和流行区的经济社会发展水平决定了包虫病防治工作具有长期性、复杂性、艰巨性的特点。一是包虫病传播因素长期存在，且居民生产生活习惯和观念以及以犬为主的传染源的有效管控没有发生根本性改变；二是包虫病流行区内人口贫困面大、贫困程度深，包虫病综合防治的背景没有发生根本改变；三是流行区内自然环境恶劣、人畜防疫医疗技术力量薄弱、群众多年形成的生产生活习惯和观念没有发生根本改变；四是流行区内畜间包虫病防控难度大，集中屠宰场少，牧民自主宰杀现象普遍；五是流行区内草原鼠害、荒漠化、板结化十分严重，生态环境持续恶化，草原鼠害面广、深度深，鼠害治理效果不明显；六是包虫病防控技术落后，防治力量和人员不足，防治队伍薄弱，人员知识水平还有待提高。

138

包虫病防治面临哪些挑战？

近年来，我国包虫病防治取得较大进展，人群患病率持续下降，但与世界其他国家防治进程相比尚属初级阶段。包虫病防控除受自然因素影响外，还面临着社会因素，防治技术与持续投入等诸多突破与挑战。流行区内人群防病意识普遍缺乏，疾病预防机构防治人力不足，这里尤以防控技术缺乏，科技含金量低等挑战最为突出，如人群诊断与筛查仅能依靠影像学检查，便捷、快速的早期诊断产品和方法无法提供与实现。包虫病患者治疗药物单一，服药周期时间长，依从性差，治疗作用有限，效果不理想；家畜免疫技术有待验证与推广，犬类传染源确定与发现无简便有效技术，无针对终末宿主犬的疫苗，控制泡型包虫病野外传染源无有效防治措施，囊型包虫病家犬限养、驱虫与管理持续有效模式有待验证与推广等；尽管国家自 2005 年来持续加大了对包虫病防控投入，但因包虫病各项防治措施与患者治疗费用巨大，部分地区同时也面临着防治覆盖面有待提高的现状。此外，疫情监测也发现近年来我国其他非流行区不断有包虫病原发患者和动物感染的报道，这与人口流动、物流频繁有关，诸多调查也表明更多的是与流行区动物未经检疫和处理直接转运至非流行区有关，因此如何防止包虫病从疫区向非流行区传播与扩散也亟需研究对策。

第三篇

食源性寄生虫病

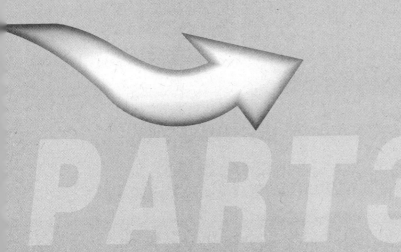

PART3

139

何谓食源性寄生虫病？

食源性寄生虫病是一种通过饮食传播的人体寄生虫病，是因食用含寄生虫感染期虫体或虫卵或包囊污染的食物而引起。寄生虫感染期是指具有侵入（感染）人体或动物体内能力的某一发育阶段，如旋毛虫的幼虫囊包、肝吸虫的囊蚴。

通俗地讲，食源性寄生虫病即"以食物为源头"，通过"吃"的方式经口的途径而感染的寄生虫病。通常是人们通过食入生鲜或半生熟含有寄生虫虫卵或幼虫或包囊的食物而发生。多以怪病、罕见病、病程延绵及原因不明的面目出现，目前已成为影响我国食品安全和人民健康的重要因素之一。

140

食源性寄生虫病病原涉及哪些寄生虫种类？

食源性寄生虫病不是一个独立的疾病，涉及的寄生虫种类很多，根据寄生虫传播的途径和食物来源的类别可分为以下6大类。

（1）肉源性寄生虫：通过生食或半生食动物（猪、牛、羊、蛇、蛙、鳖）肉类或内脏可感染猪带绦虫、牛带绦虫、亚洲带绦虫、曼氏裂头蚴、旋毛虫、弓形虫等。

（2）鱼源性寄生虫：通过生食或半生食鱼类可感染肝吸虫、异形吸虫、棘口吸虫、棘颚口线虫、异尖线虫、阔节裂头绦虫等。

（3）淡水甲壳动物源性寄生虫：通过生食或半生食溪蟹、石蟹、鳌蟹、喇蛄等可感染卫氏肺吸虫、斯氏肺吸虫、新繁睾吸虫等。

（4）贝类源性寄生虫：通过生食或半生食螺类可感染广州管圆线虫、部分棘口吸虫、人拟裸茎吸虫等。

（5）植物源性寄生虫：通过生食或半生食附着有寄生虫感染期囊蚴的水

生植物可感染布氏姜片虫、肝片形吸虫、巨片形吸虫等。

（6）其他节肢动物源性寄生虫：通过生食或半生食感染期幼虫的昆虫、甲虫、蚂蚁等可感染美丽筒线虫、膜壳绦虫、猪巨吻棘头虫等。

此外，从广义的角度来理解，食源性寄生虫还包括了通过误食被寄生虫感染性虫卵或包囊或卵囊污染的食物和水可感染的棘球绦虫（包虫）、猪囊虫、蛔虫、鞭虫、蛲虫、阿米巴、贾第虫、隐孢子虫、环孢子虫等。

141 食源性寄生虫病流行有哪些特征？

食源性寄生虫病的发生与人们不良的卫生和饮食习惯有直接关系。因此，该病的流行和分布具有明显的地域性或地方性特点。不同地域人群因喜食生鲜食物的种类不同而出现各地寄生虫病流行的种类产生差异。例如云南少数民簇地区有生食猪肉的习惯使旋毛虫病发病率较其他地方显著为高。又如广东地区人群喜吃"鱼生"（把生鱼切成片，拌作料后生食）从而使肝吸虫病发生率居全国之首。近年来，随着社会经济发展，人口和食品流动增加，生活方式和饮食来源多样化，饮食习惯和膳食结构改变，使得食源性寄生虫病的流行呈现以下新的特征。

（1）流行区域扩大：食源性寄生虫病的分布与流行的地方性特点与中间宿主及媒介的地理分布、人群的生活与饮食习惯等密切相关。由于人口流动增多、物流快速发展，国际、地区交流增加，食源性寄生虫病的流行突破了原地域限制，逐渐由南向北、由农村向城市甚至全国各地扩散，使感染区域不断扩大。如原来较集中于山区的并殖吸虫病在城市中时有发生，甚至成批病例出现；广州管圆线虫病病例增多并波及北方城市。

（2）感染机会增多：追求生鲜食品、新奇野味等，农村城市、南北饮食交融。生食、半生食肉类及海鲜的饮食习惯成为都市人的时尚，烤肉、生鱼片等饮食方式在北方盛行，涮羊肉、火锅等又为南方人所喜好，而烧、烤、涮均很难将肉食加工熟透。

142

哪些特殊嗜好和生活习惯可感染食源性寄生虫？

食源性寄生虫病的流行与人们的饮食嗜好和生活习惯密切相关。

（1）生食和半生食饮食习惯：生食或半生食的饮食习惯是感染食源性寄生虫的至关重要的因素，如嗜好吃"鱼生"、醉虾的人易感染肝吸虫。喜食烤肉、涮肉、凉拌生肉等易感染旋毛虫等。

（2）不良卫生习惯：将厕所建在鱼塘上或旁边，或用人畜粪便喂鱼、用生鱼喂猫等增加肝吸虫感染的机会。生熟砧板不分、碗碟交叉污染、生熟食品未分开加工等习惯，可使熟食被某些寄生虫（如肝吸虫、旋毛虫、肺吸虫、带绦虫、弓形虫等）的感染期虫体污染而致人体感染。常作生吃的水生植物（如荸荠、菱角、茭白等）和瓜果、蔬菜如在食用前洗涤或处理不当则可感染姜片吸虫，亦有可能感染肝片吸虫、管圆线虫、环孢子虫等病原。

（3）家庭饲养宠物：若宠物被弓形虫感染，只要孕妇和儿童食用了被宠物粪便中弓形虫卵囊污染的食物和水则可感染弓形虫。

143

实验诊断食源性寄生虫病的方法有哪些？

诊断食源性寄生虫病的方法主要是有针对性地选择实验室诊断技术即实验检查目前主要采用以下3种方法。

（1）病原学检查：适用于出现肠道、胆道、支气管和皮下有病变的患者检查。确诊这些部位的寄生虫病病原学检查途径或标本有：①粪便。查肺吸虫、肝吸虫和带绦虫的虫卵。②痰液。查肺吸虫卵。③皮下包块活检。查肺吸虫、裂头蚴和猪囊虫与其病变特征。④脑脊液。查广州管圆线虫幼虫。做病原学检查不仅技术性要求高，而且也可因感染度低，虫荷数少或病原体间歇性排放等因素影响，使其病原发现率偏低，因而需多次反复送检方可提高诊断率。

（2）免疫学检查：适用于寄生在组织内寄生虫引起外周血嗜酸性粒细胞增多或浆膜腔积液或肝脑肺等部位占位性病变等证候的患者以及寄生在腔道内很难查见病原体的寄生虫感染者做检查。其方法：用免疫学技术（IHA、ELISA、胶体金层析等）检测患者血清、脑脊液、穿刺液等体液中的寄生虫特异性抗原或抗体。因该类方法简便、迅速故被临床广泛应用，但对其检测的结果仅具辅助诊断价值，需结合临床（病史、感染史和现症表现等）才能做出明确诊断。

（3）分子生物学检查：主要用于对重要疑难病例和活检到虫体的虫种不明对象作鉴别诊断。其方法是利用相应引物和 PCR 或实时定量 PCR 法对患者血液或排泄分泌物或穿刺物中 DNA 或 RNA 作寄生虫种特异性片段扩增。当前，对寄生虫基因的第二代测序法已用于临床诊断之中，其价值可筛查出多种病原，有利临床诊断疑难病例缩小感染性病原种类的范围。

总之，病原学检测容易漏诊，免疫学检查特异性不是很强，分子生物学检测的仪器和环境要求高。

144 食源性寄生虫病为什么易误诊、漏诊？

（1）患者的感染史或病史不明或缺乏典型：其原因是尽管食源性寄生虫病具地域性流行特点，但由于人口流动性增大（如出外务工和旅游），使得地域界线不明，加上流动人群的防范意识薄弱或缺乏以及医务人员对寄生虫病的忽视或缺乏警惕性，以致影响到对患者流行病学资料的采集和分析，从而造成漏诊或误诊。有作者对确诊的肝吸虫病患者分析发现，在入院前分别误诊为肝炎、胆囊炎或胆结石、慢性胃炎、梗阻性黄疸等疾病，总误诊率达 84.18%。

（2）多数寄生虫病的临床表现复杂多样，易与其他内科疾病混淆：有作者报道囊尾蚴病尤其是脑囊尾蚴病平均误诊率为 29.33%，误诊时间最长达 50 年。

（3）疾病诊断技术存在局限性：确诊寄生虫病的病原学检查方法，不仅受到寄居部位、感染程度、检测采样时间等因素的影响，而且还与检查者技术能力有关。特别组织内寄生虫以及腔道寄生虫感染度不高的情况下，使得病原学方法的阳性检出率更低、漏诊率高。辅助诊断组织内寄生虫感染的免疫学检查方法和分子生物学检测方法不仅特异性不够强，而且还缺乏可满足临床应用的商品化诊断试剂。

基于上述原因，临床上对食源性寄生虫病不能及时确诊，误诊、漏诊的情况时有发生。

145 食源性寄生虫病对人体健康的主要危害有哪些？

食源性寄生虫种类多，不同种寄生虫的寄生部位不同和致病机制有异。在腔道寄生的除了掠夺营养外，有的可引起机械性梗阻（如带绦虫可致肠梗阻、肝吸虫可致胆道阻塞），多数寄生虫分泌代谢产物可致局部，甚至全身的毒害作用。在组织内寄生的寄生虫，多数可致多器官占位性病变或全身性的免疫损害（如包虫囊液可引发严重的过敏反应）。这些致病性危害可归纳为如下 4 个方面。

（1）慢性致病：多见于感染较轻的患者，临床上有的无明显症状，有的可出现慢性症候，如肺吸虫病患者可有胸痛、气短、咳嗽等症状，也可同时伴有乏力、消瘦、盗汗等表现。

（2）急性致死：管圆线虫幼虫主要侵犯中枢神经系统，损害脑膜、脑实质、脊髓而引发急性的嗜酸性粒细胞增多性脑膜脑炎、脑脊髓膜炎，严重者则致死亡。急性旋毛虫病重症者如未及时诊治，可发展呈恶变质，甚至致死。

（3）晚期致残：反复多次感染肝吸虫或患急性肝吸虫病未获及时治疗的患者，其病情可呈进行性加重，有的呈现严重的肝胆管阻塞性病症，有的可发展为肝硬化及门静脉高压，出现腹水、肝大、脾大，甚至肝功能衰竭，使患者丧失劳动和生活能力。

（4）机会致命：人体感染弓形虫后，当合并免疫功能异常后，可由隐性感染状态转变为急性感染状态，如未能得到及时诊治，则可致死。

146

食源性寄生虫病对社会经济发展和食品安全的影响有哪些?

食源性寄生虫病不仅给患者及家庭带来经济负担,而且给社会经济发展带来巨大损失,其影响严重而深远。

(1)造成经济损失:寄生虫病造成的慢性人体健康损害,部分或完全丧失劳动力。劳动力丧失、工作效率降低及更换职业等造成经济损失明显。此外由于绝大多数食源性寄生虫病都是人兽共患寄生虫病,如旋毛虫病、囊尾蚴病、弓形虫病等可引起畜禽疾病,常使畜牧业、养殖业等蒙受重大损失。

(2)影响优生优育和人口素质:弓形虫病可致胎儿畸形,据估计,我国妇女每年可能生育 8 万~10 万名弓形虫病损害儿,美国每年也有近 3300 名新生儿感染弓形虫病,耗费医疗费约 2200 多万美元。

(3)影响国家建设进程:由于需要治疗和控制食源性寄生虫病,政府不得不投入大量资金、人力、物力等,因此加重了政府财政负担。据统计,每年因猪囊尾蚴病损失 1.2 亿美元,旋毛虫病仅检验费用高达 18 亿人民币。

(4)影响食品安全:携带或污染有寄生虫感染期虫体的食物及其制品,存在着安全隐患。如 2006 年夏季北京暴发的"福寿螺事件",致 160 多人罹患广州管圆线虫病。随着人民生活水平的提高,饮食来源和方式的多样化,由食源性寄生虫感染造成的食品安全问题愈加突出。

147

食源性寄生虫病杀虫治疗的主要药物有哪些?

不同种类的寄生虫有不同的有效杀虫药,多数杀虫药也有杀多种寄生虫作用,因此应根据不同寄生虫选择有效的驱虫药,且使用的治疗剂量及疗程必须充分,必要时可考虑联合用药,以增加疗效,避免虫体产生耐药性。

(1)吡喹酮:广谱抗寄生虫药,是治疗吸虫病和绦虫病的首选药物,具有剂量小、疗程短、毒性小等特点。适用于肺吸虫病、肝吸虫病、姜片吸虫病、带绦虫病、囊虫病、裂头蚴病的治疗。不良反应轻微而短暂，可出现头痛、头晕、乏力、腹痛、腹泻等，偶可发生心电图改变。用药期间避免饮酒。

（2）阿苯达唑：高效广谱驱虫药，适用于肠道线虫病、旋毛虫病、囊虫病、管圆线虫病、肺吸虫病。少数病例有乏力、嗜睡、头晕、头痛等，多自行缓解和消失。2岁以下儿童慎用，孕妇和哺乳期妇女禁用。

（3）甲苯哒唑：广谱驱虫药，适用于绦虫病、旋毛虫病。不良反应较少，偶有轻微头痛、头昏、恶心、呕吐、皮疹等。妊娠期和哺乳期妇女、2岁以下幼儿禁用。

148 食源性寄生虫病的预防控制措施有哪些？

由于大多数食源性寄生虫的生活史比较复杂，同时流行的影响因素较多，单一的防治措施往往难以奏效，因此目前我国采取的是综合防治措施，即控制传染源、切断传播途径、保护易感人群。

（1）控制或消灭传染源：为首要措施。一是治疗患者和带虫者。对确诊的患者或带虫者进行个案药物治疗；对流行区居民进行普查或重点人群调查，对检出的人群进行群体化治疗。二是治疗或捕杀病畜。对查出的病畜或野生动物进行治疗或捕杀处理。

（2）切断传播途径：既然是食源性寄生虫病，它的传播途径均为经口传播，即通过"吃"的途径，因此，把住入口关，防止"病从口入"是预防的最有效措施。根据病种不同，不生食或半生食海鲜、水产及畜禽肉类产品。二是控制和消灭传播媒介，如灭螺、除甲虫等。三是加强人畜粪便管理，如圈养牲猪，粪便无害化处理后再施用等。四是加强食品卫生检疫和监管。禽畜产品集中屠宰，对禽畜肉类产品和淡水鱼虾、螺等水产品要进行规范化卫生检疫，严禁病肉、病禽及含有寄生虫的水产品上市销售。

（3）保护易感人群：人对寄生虫大多容易感染，而且食源性寄生虫病大都是人兽共患病，其传播循环较难切断。对人群采取必要的保护措施是防止感染的最直接方法，关键在于加强健康教育，改变不良的饮食习惯和生活方式，提高群众的自我保护意识。

149 什么是猪带绦虫病、囊虫病？

猪带绦虫病是由猪带绦虫的成虫寄生在人体小肠所引起的一种肠绦虫病。猪带绦虫又称猪肉绦虫、链状带绦虫、有钩绦虫；我国古医书中猪带绦虫与牛带绦虫一起称为"白虫"或"寸白虫"。

猪囊尾蚴病由猪带绦虫的幼虫即猪囊尾蚴寄生人体组织内引起的疾病，俗称囊虫病。猪囊尾蚴除可寄生于横纹肌外，还可寄生在脑、心、眼等重要器官，其危害性远大于成虫。肠绦虫病的临床诊断主要依据感染史、病史、临床证候，对其确诊需从患者粪便中查见到孕节片或虫卵。猪囊尾蚴病的临床诊断主要依据病史、临床证候或影像特征及血清中检测到抗猪囊尾蚴抗体。对其确诊需从患者活检组织中查见囊尾蚴。

150 猪带绦虫有哪些生物学特征？

（1）雌雄同体：成虫虫体扁平呈带状，乳白色，半透明，体长 $2\sim4$ m，分为头节、颈节、链体 3 部分。链体成节内含有成熟的雌、雄生殖器官各一套，孕节可从链体上脱落下来，新的节片又不断从颈部长出，从而使绦虫保持一定长度。

（2）两种截然不同的生活方式：猪肉绦虫有两种截然不同的生活方式即"居家养老"和（或）"冒险旅行"的方式来完成其寄人篱下的一生。①居家养老方式：人食入含猪囊尾蚴的猪肉，猪囊尾蚴寄居于小肠上段肠壁，在此发育长大，繁衍产子（卵），虫卵随粪便排出。成虫以这种轻松、休闲、自在的生活方式度完余生，寿命可长达 25 年。②冒险旅行方式：人食入含猪带绦虫虫卵的食物，虫卵被误食进入小肠，卵内孵化出六钩蚴，然后钻进肠壁进入并通过血流或淋巴到达身体各处。猪肉绦虫六钩蚴就此开启了一条发育为囊尾蚴的成长之路，但因它不能继续发育为成虫，不能成熟产卵，起不到在人群中再传播作用，所以是条不归之路，也是一种疯狂、刺激、冒险的生活方式。对于食入含猪带绦虫虫卵的人，从卵内逸出的囊尾蚴旅行目的地虽是到运动较多的肌肉，但可随血流被带到更远的组织定居而致病，如脑、眼等处。囊尾蚴在宿主体内的旅行方式比成虫居家养老方式要少活20多年。

151

猪带绦虫病的感染途径与方式有哪些？

猪带绦虫病和猪囊尾蚴病均经口感染，都是由猪带绦虫引起，因食入该虫体不同发育阶段而不同，其中猪带绦虫病主要是由于生食或食用未煮熟的含有活囊尾蚴的猪肉引起。而猪囊尾蚴病是因误食了被虫卵、孕节污染的食物而引起，其感染方式则有3种：

（1）自体内感染：当猪带绦虫病患者出现恶心、呕吐时，可致肠管逆蠕动，使肠道内的猪带绦虫孕节返流入胃或十二指肠中，虫卵经消化后孵出六钩蚴，使其在患猪带绦虫病的基础上，又得了猪囊尾蚴病。这种方式引起的囊虫病，感染度最大，损害部位最广，病情最重。

（2）自体外感染：由于患者误食自己排出的粪便中的虫卵而造成感染。据报道，有16％～25％的猪带绦虫病患者伴有猪囊尾蚴病，而猪囊尾蚴病患者中约有55.6％伴有猪带绦虫寄生。由此可见，自体感染在人体感染猪囊尾蚴病中更为重要。

（2）异体感染：是由于食入了含有猪带绦虫虫卵污染的食物和水而感染。此类感染方式引起的猪囊尾蚴病，其虫体数量不会很多，也无肠绦虫病存在。

152

猪带绦虫病对人体有哪些危害？

猪带绦虫成虫寄生于人体肠道，引起猪带绦虫病。患者一般无明显症状，多因粪便内发现节片才知患病。有时可有消化不良、腹胀、腹泻等消化道症状，偶可导致肠穿孔或肠梗阻，或成虫异位寄生。

而猪囊尾蚴病是当人误食被猪带绦虫虫卵污染的食物后，虫卵经过肠道内消化液的作用孵化出幼虫，再钻入肠壁，随血液循环及淋巴液到达全身各处引起，如皮下组织、肌肉、脑和眼等。幼虫对人体的危害远大于成虫。即猪囊尾蚴病比猪带绦虫病对人体的危害要大得多，其危害程度因寄生部位、虫数、时间的不同有很大的差异。

（1）皮下及肌囊尾蚴病：囊尾蚴寄生于皮下或肌肉，引起囊尾蚴结节，以躯干、头部和大腿上端较多，数目由一个至数千个不等，可导致假性肌肥大症等。

（2）脑囊尾蚴病：因为人类的大脑血液循环丰富，所以最常累及的是脑部，囊尾蚴侵入颅内引起神经系统损害，因侵入的数目、部位不同，以及发育过程和死亡不一，引起的损害程度不同。以癫痫发作、颅内压增高和神经精神症状为主，严重时甚至危及生命。

（3）眼囊尾蚴病：虫体可侵入眼的任何部位，可引起视力减退，甚至失明。

153 得了猪带绦虫病如何治疗？

（1）猪带绦虫病治疗：可采用南瓜子与槟榔合剂、吡喹酮、阿苯达唑等。其中南瓜子与槟榔合剂疗效高、副作用小，应用广泛。具体用法为：南瓜子仁 60～120 g 空腹嚼服，2 小时后服 200～300 ml 槟榔煎剂，半小时后服 30 g 硫酸镁导泻，约 3 小时左右可见虫体随粪便排出。排虫后检查到虫体头节视为驱虫成功。否则应继续随访 3～4 个月。

（2）囊尾蚴病的治疗：包括药物治疗和手术治疗。①药物治疗：采用阿苯达唑和吡喹酮，其中阿苯达唑为治疗脑囊尾蚴病的首选药物，该药作用缓慢、虫体死亡后出现的副作用较轻。餐前半小时口服，连服 10 天为 1 个疗程，应用糖皮质激素、甘露醇等脱水剂，可减轻或防止副作用发生。脑囊尾蚴病一定要住院治疗，而且疗程非常重要。②手术治疗：脑囊尾蚴病可通过手术去除梗阻或做引流，以免治疗后发生脑疝等严重后果。眼囊尾蚴病先手术取除眼内的囊尾蚴，再进行化学治疗，以免药物治疗后囊尾蚴死亡眼内，引起全眼球炎而致失明。

154 猪带绦虫病怎样预防？

（1）积极治疗感染有肠绦虫的患者，以减少传染源，并可预防自身感染囊尾蚴病发生：人是唯一的传染源，在普查的基础上及早驱虫治疗。

（2）管理厕所和猪圈，控制人畜互相感染：建立符合标准的厕所和猪圈，实行牲猪圈养。

（3）革除不良饮食习惯：①不吃生肉；②烹调时务必将肉煮至熟透，肉中的囊尾蚴在 54 ℃经 5 分钟即可被杀死；③养成良好卫生习惯，饭前便后洗手，以防误食虫卵；④切生熟肉的刀具和砧板要分开，防止污染其他食物。

（4）购买检疫合格猪肉：不要食用来源不明猪肉；购买猪肉时，一定看猪皮有无检疫印章或票证；购买小包装的分割肉时一定要看盒上有无检疫标志，只有检疫印章、票证标志的猪肉，才是经过检疫合格的猪肉，才可放心购买。

155 什么是牛带绦虫病？

牛带绦虫病是由牛带绦虫的成虫寄生于人体小肠引起的一种肠绦虫病。牛带绦虫又称牛肉绦虫、肥胖带绦虫、无钩绦虫。其形态和生活史与猪带绦虫相似，治疗原则与驱虫药物同猪带绦虫病。但虫体比猪带绦虫长，为 4～8 m，最长可达 25 m；中间宿主是牛，幼虫不寄生人体，成虫寿命可达 20～30 年。人是牛带绦虫的唯一终宿主，感染有牛带绦虫的人是该病的唯一传染源。

临床诊断本病主要依据感染史及临床症状（排虫史）。确诊本病需从患者粪便中查见节片或用肛拭子法镜检到虫卵。

156

牛带绦虫病的感染途径与方式有哪些？

牛带绦虫感染途径主要为进食生的或未煮熟的含有活囊尾蚴的牛肉或受囊尾蚴污染的食物。

人体感染牛带绦虫病的方式在不同流行区有所不同：

（1）非流行区：①主要为偶然生食或半生食含牛带绦虫囊尾蚴的牛肉而感染。如炒菜过程中由于搅拌不匀或肉块过大烹炒时间不足，或火锅涮牛肉中囊尾蚴未被杀死而使食者感染。②尝生肉馅而食入囊尾蚴。③用切过生肉的刀和砧板切生冷熟食，被囊尾蚴污染而使吃冷食者感染。

（2）地方性流行区：往往有吃生牛肉的习惯。①西藏的藏民生食风干牛肉或大块牛肉略加火烤后食用。②贵州、广西、湖南的苗族、侗族居民喜吃"红肉"、"腌肉"，云南的傣族居民喜吃"剁生"等，都是将生鲜牛肉切或剁碎，加以作料即生食。以上这些吃肉方法不能保证囊尾蚴被杀死而引起体内感染。

157

牛带绦虫病对人体有哪些危害？

牛带绦虫感染一般为1条，但在流行地区多条感染也不少见。牛带绦虫不引起囊尾蚴病，只存在于人的肠道内，多数患者无明显症状，部分患者可有腹泻、消瘦等症状，严重者可引起肠梗阻、肠出血和肠穿孔。有的可有神经方面症状，以头痛、头晕多见，或有神经过敏、注意力不集中、失眠等。孕节可主动从肛门逸出，并从会阴及大腿部滑落到内裤上，患者可有肛门瘙痒和恐惧心理。

158 什么是旋毛虫病？

旋毛虫病是一种对人畜危害很大的人兽共患寄生虫病。人体感染是通过生食和半生食含旋毛虫幼虫囊包的动物肉类而引起，严重感染可致患者死亡。人和猪、鼠、猫、熊等多种脊椎动物可作为旋毛虫的宿主。成虫主要寄生在宿主的十二指肠和空肠上段，幼虫寄生在同一宿主的骨骼肌细胞内。

我国于 1881 年在厦门的猪肉中首次发现旋毛虫，1964 年首次在西藏林芝地区发现人体感染旋毛虫病。

临床诊断本病主要依据感染史、临床特征及血清中抗旋毛虫抗体阳性。确诊本病需从患者活检组织中镜检到幼虫。

159 旋毛虫病的感染途径与方式有哪些？

目前已知猪、野猪、狗、鼠等 150 多种动物自然感染有旋毛虫，这些动物可因互相残杀吞食或摄食尸肉而相互传播。人体旋毛虫病多因生食或半生食含有旋毛虫幼虫囊包的猪肉和其他动物的肉类及其制品而引起。偶可通过感染者粪便内的旋毛虫幼虫传播或经胎盘垂直传播。近年来，随着饮食习惯的改变，已发生多起因食羊肉、马肉、犬肉及野猪肉等引起的本病暴发。

人体感染旋毛虫的方式有以下几种：

（1）生食或半生食的地域饮食习惯：如傣族的"剁生"、白族的"生皮"，即将生肉剁碎或切成肉丝，伴以作料后生食。东北地区则有生吃凉拌狗肉的习惯。云南名吃"过桥米线"、"涮猪肉"、"串白肉"、"爆炒猪肉片"等，因温度、时间不够或肉片太厚，猪肉中的旋毛虫幼虫未能杀死。

（2）食入虽经加工但不符合要求的肉：采用熏烤、腌制、暴晒等方法加工制作腌肉、香肠、腊肠或酸肉（生肉发酵）等，常不足以杀死肉中的幼虫，如果加热烹调时间不够，则可引起感染。

（3）饮生动物血：如血中含有移行期的旋毛虫幼虫，也可引起感染。

（4）食入含幼虫囊包污染的食物：如生、熟食品砧板和刀具未分开使用，含有旋毛虫幼虫囊包的肉屑污染砧板或刀具等，继而污染熟食或凉拌菜，而导致感染。

160 旋毛虫病对人体有哪些危害？

旋毛虫病对人体的危害程度与食入幼虫的数量、活力和新生幼虫侵入部位及人体对旋毛虫的免疫力等诸多因素有关。轻度感染者无明显症状，重度感染者，其临床表现复杂多样，若未及时治疗，可在发病后数周内死亡。该病死亡率较高，国外为6%～60%，国内约为3%，暴发流行时可高达10%。

该病发病初期因虫体侵犯肠黏膜而引起肠黏膜炎症反应，可出现腹痛、腹泻、恶心、呕吐等急性胃肠炎症状，重则可因广泛性肠炎和严重腹泻导致死亡。在幼虫移行过程中，即新生幼虫随淋巴、血液循环到达各器官及侵入骨骼肌内发育，导致急性全身性血管炎和肌炎，可出现持续性高热、眼睑及周边眼眶水肿、过敏性皮疹、全身性肌肉酸痛等，重者可伴有下肢甚至全身水肿，出现心肌炎、肺炎、脑炎等，患者因心力衰竭和呼吸衰竭而死亡。若患者得到及时治疗，急性炎症逐渐消退，全身症状相应减轻或消失，但肌痛仍可持续数月。

161 患了旋毛虫病如何治疗？

旋毛虫病的治疗包括病原学（杀虫）治疗和支持对症治疗。

（1）病原学（杀虫）治疗：①阿苯达唑。为目前治疗旋毛虫病的首选药物。此药有清除肠内早期脱囊期幼虫、成虫，抑制雌虫产幼虫的作用，还能杀死移行期幼虫和肌肉中的幼虫。连服5～7天为1个疗程。本病暴发时强调早期诊断并及时治疗，对可疑患者进行预防性治疗。但严重肝、肾、心功能不全及活动性溃疡患者慎用。②甲苯咪唑（甲苯达唑）。对旋毛虫肠内各期和肠外幼虫移行期及包囊均有效，连服5～9天，无明显毒副作用，但疗效较阿苯达唑差。

（2）支持对症治疗：①急性期卧床休息，食用易消化和富有营养的食物；②肌肉疼痛可适当镇静、镇痛；③重症者输液，纠正水、电解质紊乱；④高热患者予以降温；⑤病情危重、中枢神经受累、严重过敏反应者，在驱虫治疗同时给予糖皮质激素。

162 旋毛虫病怎样预防？

（1）改变食肉方式，革除不良饮食习惯：①提倡熟食，勿生食或半生食猪肉及其他动物肉类及其制成品；②倡导生、熟食品刀具和砧板分开，防止生肉屑污染餐具。

（2）加强肉类检疫，堵截疾病传染源：①实施定点屠宰，集中检疫，禁止私屠滥宰，未经宰后检疫的猪肉不得上市销售；②加强对境外进口动物、肉类、肉制品的检疫，凡检出感染旋毛虫的肉，严格按规定销毁。

（3）改进家畜饲养方法：①对猪实施圈养，并管理好粪便，保持猪舍清洁卫生；②严格取缔垃圾养猪场；③尽量建立工业化养猪场，以颗粒饲料养猪；④用肉类加工厂废弃物和厨房刷锅水喂饲牛、羊、马等家畜时，必须经过加热无害化处理。

（4）消灭饲养场和屠宰场的野生动物宿主。如鼠、野犬等。

163 什么是曼氏裂头蚴病？如何诊断？

曼氏裂头蚴病是由曼氏迭宫绦虫的中绦期幼虫（裂头蚴）寄生于人体组织器官内而引起的疾病。曼氏迭宫绦虫的终宿主主要是犬和猫，人并非其适宜的宿主。人体感染后，可致皮下肌肉、眼、口腔、脑等类型的裂头蚴病，产生严重危害。临床诊断本病主要依据感染史、临床证候或影像特征及血清中检出抗裂头蚴抗体。确诊本病需从活检组织手术切除病状中见到裂头蚴。

164

曼氏裂头蚴病的传染源、感染途径与方式有哪些？

（1）传染源：本病的传染源主要是猫和犬，一些野生动物如虎、豹、狐狸等也可成为自然界中的传染源。

（2）感染途径：①裂头蚴或原尾蚴经受损的皮肤或黏膜直接侵入；②误食误饮含裂头蚴或原尾蚴的食物和水。

（3）感染方式：①局部敷贴生蛙肉或蛙皮、蛇皮，其中的裂头蚴可从皮肤或黏膜的伤口侵入人体；②生食或食用未煮熟的蛙肉或蛇、鸟类和猪等其他转续宿主的肉类或生吞蛇胆、蛇血；③饮用生水或游泳时误吞了受感染的剑水蚤，原尾蚴也可直接经皮侵入或经眼结膜侵入人体；④经母体胎盘感染胎儿。

165

曼氏裂头蚴病对人体有哪些危害？

裂头蚴寄生部位广泛，几乎遍及全身各种组织，且在人体内保持幼虫状态并可移行侵犯皮下、脑、眼、胸壁、肠壁、尿道、膀胱等组织器官。其严重程度因裂头蚴移行和寄居部位不同而不同。

（1）皮下裂头蚴病：最常见，常累及躯干表浅部位，表现为游走性皮下结节，形状大小不一，局部可有瘙痒、虫爬感等。

（2）眼裂头蚴病：常见，多累及单侧眼睑或眼球，在红肿的眼睑和结膜下，可有移动性、硬度不等的肿块或条索状物。偶尔破溃，裂头蚴自动逸出而自愈。若裂头蚴侵入眼球内，可发生眼球运动障碍，严重者出现角膜溃疡，甚至并发白内障而失明。

（3）口腔颌面部裂头蚴病：较常见。患者常有在口腔黏膜或颊部皮下出现硬结或条索状肿物，患处红肿、发痒或有虫爬感，并多有小白虫（裂头蚴）逸出史。多数病例的肿块具有迁移性。

（4）脑裂头蚴病：较少见。临床症状取决于对脑组织的受累部位，以癫痫发作为最多见，其次是颅内占位引起高压症状，并伴有阵发性头痛史，严重时昏迷或伴喷射状呕吐、视物模糊、间歇性口角抽搐、肢体麻木、抽搐，甚至瘫痪等。

166 裂头蚴病如何治疗？

治疗依虫体多少和寄生部位而定。最主要方法是外科手术，以取出活体裂头蚴及病变组织。

（1）外科治疗：①外科手术摘除并活检。适用单个或数个皮下包块。能达到诊断和局部治疗的双重目的。②外科手术。适用于眼、脑、内脏及口颊曼氏裂头蚴病，其中因脑裂头蚴病的高危性及特殊性，手术时，务必完整地将整个肉芽肿及寄生虫切除，特别是将头节取出，方可根治。脑裂头蚴病的手术治疗方法有立体定位和定向颅骨钻孔抽吸手术，后者适用于脑深部病变和重要功能区病变。

（2）局部注射：40％乙醇普鲁卡因或糜蛋白酶液注射，隔10天注射1次，一般注射2～3次，即可局部杀虫。

（3）抗病原治疗：对不宜用手术治疗的（如多部位寄生者）或手术后考虑其他部位可能有寄生的患者，可用吡喹酮和阿苯达唑，5天为1个疗程，联合治疗1～4个疗程。此法对皮下包块型和病情较轻脑型裂头蚴病治疗可获得较好效果。

167 裂头蚴病怎样预防？

（1）改变不良习俗和不良习惯：不用蛙肉（皮）、蛇肉（皮）贴敷伤口，不食生的或未煮熟的蛙、蛇、鸡、猪或其他脊椎动物肉，不生吞蛇胆，不饮生水。

（2）对家禽、猪等食用动物加强喂管和检疫，以减少传播。

（3）禁止野生蛙类、蛇类的出售和经营加工。

（4）加强对餐饮行业的卫生监管。

168 如何安全食用动物肉及其制品？

安全食用方法包括：①不生食或半生食动物肉类，所有肉类和肉制品均应高温熟透后（肉块中心温度达到 77 ℃）进食。②不要在烹饪和试味过程中尝试肉味。③切生熟肉刀和砧板要分开，防止生肉屑污染餐具或食物。④购买或制作动物肉及制品前，要确认肉类经相关部门检疫合格。⑤肉类供应市场或食用前，采用冷冻处理，如猪肉切成 1.5 cm 厚肉块，并在 −15 ℃至少冷冻 3 周或切成 6.9 cm 厚肉块，冷冻 4 周。牛肉在 −10 ℃冷冻 10 天，可杀死可能存在的囊尾蚴，避免人体感染。蛙肉在 −20 ℃冷冻 2 小时可以杀死所有裂头蚴；对大包装蛙肉或者蛇肉置 −20 ℃条件下冷冻 24 小时更为稳妥。

169 什么是肝吸虫病？

肝吸虫病是由肝吸虫（学名为华支睾吸虫）寄生于人体肝胆管内而引起的一种常见人畜共患寄生虫病，也是我国最主要的食源性寄生虫病。人主要通过生食或半生食淡水鱼或虾而感染。临床诊断本病主要依据感染史、临床证候及血清中检出肝吸虫抗体。确诊本病需从患者粪便或胆汁引流中找到虫卵。

170 肝吸虫病的感染途径与方式有哪些？

造成该病流行的传染源包括能从粪便中排出虫卵的带虫者、患者及受感染的家畜和野生动物。无症状的带虫者是十分重要的传染源，在大多数流行地区，带虫者的数量多于患者的数量。

（1）感染途径：人与动物生吃或半生食含活囊蚴的淡水鱼、淡水虾肉的方式为主要感染来源。

（2）感染方式：人体肝吸虫感染的方式多种多样，但都是通过口途径。①进食生的或未煮熟的鱼、虾等。包括吃鱼生片、鱼生粥、烤鱼片、烟熏鱼、料理、酒醉虾等。如在广东珠江三角洲、香港、台湾等地人群主要通过吃"鱼生"、"鱼生粥"或烫鱼片、虾而感染；东北朝鲜族居民主要是用生鱼佐酒吃而感染。北京、山东等地居民将鱼烧食（半生半熟）。肝吸虫的囊蚴在鱼体内几乎遍及全身，但大部分集中在鱼体背部和尾部的肌肉中，此外，在鲜活虾肉中的肝吸虫囊蚴不能被酒、醋、盐等作料杀死。②抓鱼后不洗手或用口叼鱼。③居家用切过生鱼的刀及砧板切熟食物品或用盛过生鱼的器皿盛熟食物品均有可能使人感染。④生饮含肝吸虫囊蚴的水亦可引起感染。

171 肝吸虫病对人体有哪些危害？

肝吸虫主要寄生于人体肝内次级胆管，主要损伤患者肝脏。其肝胆管病变程度因感染轻重而异。

（1）轻度感染者的虫数少，从几条至几十条，则不会导致肉眼可见病变，患者可无明显症状、体征，或仅有肝区和胃部不适、上腹饱胀、易疲劳等。

（2）重度感染者的虫数多至数千条，病变明显。在急性期主要表现为过敏反应和消化道不适，包括发热、胃痛、腹胀、食欲减退、肝区痛等，但大部分患者急性期症状不明显而以慢性症状多见。慢性患者的症状往往经过几年才逐渐出现，一般以消化系统症状为主，以疲乏、上腹不适、消化不良、腹痛、腹泻、肝区隐痛、头晕较常见。儿童病例常有类肝炎样的临床症状。严重病例可伴有贫血、营养不良、水肿等，在晚期可有胆汁性肝硬化、门静脉高压、腹水，甚至死亡。亦可诱发胆管癌。

（3）肝吸虫病并发症和合并症多，较常见的有胆囊炎、胆石症，甚至发生胆道阻塞，偶可引起胰管炎和胰腺炎。

172

肝吸虫病如何治疗？

肝吸虫病的治疗包括驱虫治疗、内镜治疗、外科治疗以及支持治疗。

（1）驱虫治疗：常用药物有吡喹酮、阿苯达唑、左旋咪唑。①吡喹酮为目前治疗肝吸虫病的首选药物，但可有头痛、头晕、失眠、恶心等不良反应。②阿苯达唑是近年来研究认为对肝吸虫病的治疗效果良好，副作用少，费用低，对流行区居民因单种或多种其他肠道寄生虫感染，为最佳首选药，但2岁以下儿童慎用。

（2）内镜治疗：适应于肝吸虫引起的胆道梗阻，与外科手术相比具有不开腹、创伤小的优点。

（3）外科治疗：针对肝吸虫病引起的原发、继发胆道结石、梗阻治疗。常采用的手术方式是胆囊切除、胆总管探查、胆肠吻合术。外科手术不能替代药物治疗，因为没有解决造成该病的肝吸虫对人体的损害，所以，在术后患者一般情况好转后，术后1周左右开始口服驱虫药。

（4）支持治疗：对重症感染和伴有营养不良和肝硬化的患者，应先予以支持疗法再予驱虫治疗，包括加强营养、保护肝脏、纠正贫血等。

173

肝吸虫病应怎样预防？

肝吸虫病是属人畜共患寄生虫病，在我国流行分布广，保虫宿主种类较多，且有自然疫源地。因此，必须针对各个流行环节，采取综合性的防治方法。

（1）革除陋习，养成良好饮食习惯。把住"口"关，不生食或半生食鱼虾，加强餐具、炊具的卫生管理，防止误食囊蚴。吃过生鱼的人应去医院检查治疗，以后尽量不吃生鱼。

（2）积极治疗患者和病畜，控制传染源。在流行区，对重点人员和高发人群要重点查治。在流行较为严重的地区，开展全民普查普治，并对家养动物（猫、狗、猪等）不用生鱼虾喂食，防止其感染，一旦发现有感染，要及时给予治疗，必要时捕杀。另外，还需开展灭鼠工作。

（3）加强水产品鱼虾等卫生检疫，堵截感染来源。加强市场出售鱼虾产品的检疫工作，防止含有肝吸虫囊蚴的鱼虾进入市场或餐饮出售，把住源头，让群众放心鱼虾水产品。

（4）加强粪便管理，防止虫卵入水。采用堆肥或发酵、高温等措施处理粪便，以杀死虫卵，防止人粪和部分保虫宿主（猪、狗等）粪便入水。不在池塘边建厕所或畜圈；改变人畜粪便喂鱼习惯；教育群众不得随地便溺，避免虫卵污染水源，以防螺类受感染。鱼塘内螺的密度较高者，应采用灭螺措施。

174 淡水鱼类可有哪些寄生虫感染？

淡水鱼类（含泥鳅）可有肝吸虫、棘口吸虫、异形吸虫的囊蚴，棘颚口线虫的幼虫，阔节裂头绦虫裂头蚴等感染。其中以肝吸虫的感染率和感染度最高，其鱼的种类主要为草鱼、青鱼、鲢鱼、鲤鱼、鳙鱼、鲫鱼等鲤科鱼类，野生小型鱼类如麦穗鱼、克氏鲦鱼感染率很高。还有淡水虾也可有肝吸虫感染。棘颚口线虫幼虫感染的鱼类主要为鲩鱼、鳝鱼、泥鳅、乌鳢、黄颡鱼、沙鳢等。

175 吃生鱼安全吗？蘸料能杀死它吗？

吃生鱼不安全，因生鱼中可能有多种寄生虫，最常见为肝吸虫，吃生鱼易得肝吸虫病。因肝吸虫病的临床表现无特异性，而且可能虫子潜伏体内数年而你却浑然不知，一旦发现身体有不适症状时，虫子已经对肝脏造成损害，一些并发症将接踵而来，如胆管结石、胆囊炎、胆管炎等。时间久了，还可能诱发肝硬化甚至胆管癌和肝癌等疾病。

实验观察显示，蘸料杀死部分细菌，但不能杀死肝吸虫囊蚴；微波炉加热并不能保证杀死鱼体内全部的寄生虫，虫体可存活在未充分加热的部位。

1 mm 厚的鱼肉片内含有的肝吸虫囊蚴在 90 ℃的热水中需 1 秒才能杀死，在 75 ℃时需 3 秒方可死，在 70 ℃及 60 ℃时需 6～15 秒才全部死亡；在烧、烤、烫或蒸全鱼时，可因温度不够、时间不足或鱼肉过厚等原因，不能杀死全部囊蚴。要避免寄生虫感染，食物应煮熟吃，并且要充分煮熟，鱼肉的中心温度需达到 100 ℃。

176 常吃生鱼的人应怎样做检查和预防肝吸虫病？

相对而言，海水中的鱼类因生活在盐度较高的环境，其体内的寄生虫可能相对较少，但在日本，因人有生食海水鱼的习惯而患异尖线虫病的病例不少。淡水中的鱼类、虾类，其体内寄生虫种类及感染率高，尤其是养殖的。故生吃鱼类很容易被寄生虫感染。

如果非要吃生鱼片，①应该到正规商家购买经过正规渠道进货、经过检验检疫的海鲜。②选择正规、卫生的餐厅就餐，食用深水、无污染的鱼虾。或经过多道消毒杀菌冷冻工序的海鲜。③不频繁食用，食用后关注自身症状，必要时到医院检查。④如果此前食用过生的鱼类或者海鲜等，且出现不明原因的腹痛、恶心、腹泻、消化不良等症状时，应提高警惕，及早到医院排查是否有寄生虫感染。

177 什么是异尖线虫病？有何临床特征和治疗措施？

异尖线虫病是一种海洋自然疫源性疾病，是由异尖线虫的幼虫寄生于人体胃肠壁上而引起一种以急腹症为主要表现的疾病，因食入了海鱼或海产软体动物体内的异尖线虫幼虫而引起。因发病急骤，酷似外科急腹症，容易误诊。该病在日本流行最为严重。在我国尽管迄今尚未见有病例报告，但在国内市场销售的多种海鱼异尖线虫感染率相当高，存在感染的潜在危险。异尖线虫幼虫侵入人体后主要寄生于胃和肠壁组织，侵犯胃肠黏膜，轻者仅有胃肠不适，重者表现为进食后数小时出现上腹部突发剧痛伴恶心、呕吐、腹泻等症状。胃镜检查可见胃黏膜水肿、出血、糜烂、溃疡，晚期患者可见胃肠壁上有肿瘤样物；肿物内可见虫体断片、角皮或肠管等。除在胃肠外，虫体还可在食管、腹腔、泌尿系统、皮下组织等处形成肿物。虫体的代谢产物是一种强烈的变应原（过敏原），常可引起严重的超敏反应。确诊本病需从病变部位发现虫体。

目前治疗胃肠道异尖线虫病尚无特效治疗药物。对确诊病例，应尽早取出虫体。如胃、肠和食管异尖线虫病，可用纤维镜将虫体取出。对难以寻找到虫体的病例和其他部位损害有高度疑似本病的病例，可采用阿苯达唑抗病原治疗，并辅以抗感染和抗过敏治疗。

主要预防措施有：讲究食品卫生，改变不良饮食习惯。不生吃或半生熟的海鱼肉类，应将鱼烹熟后食用。加强海产品的管理和检疫。规范海鲜市场，以防止受污染的产品进入。对海鱼捕获及海鱼加工作限制性规定。如规定鲱鱼等海鱼必须在−20 ℃冷冻 24 小时后才准许进入市场。

178 可被异尖线虫感染的海水鱼类有哪些？

据报道有 20 多个国家和地区上百种鱼有异尖线虫寄生，感染率最高的鱼类为：鳕鱼、鲱鱼、岩鱼。感染率依次为 88％、88％、86％。其余还有鲑鱼、鲭鱼等。甚至经过海中回游的淡水鱼也有感染。

在我国沿海有多种鱼类感染异尖线虫幼虫。目前已查明我国的北部湾、东海、黄海、渤海、辽河及黑龙江的鱼类共有 56 种受到感染。其中从东海和黄海获得的 30 种鱼和两种软体动物发现带幼虫率为 84％。国内市售海鱼中，发现鲐鱼、小黄鱼、带鱼的感染率高达 100％。此外，近年来被国内广为接受的三文鱼也可被异尖线虫感染，越高级的海鱼肉里异尖线虫寄生得越多。

179

海鱼如何食用才安全？

异尖线虫对酸性的抵抗力较强，而对热和低温的抵抗力很差，冷冻处理和充分加热可全部杀灭。目前的科学报告证明，在－20 ℃以下的低温环境中，异尖线虫的存活期不超过 24 小时。对拟食用的鱼经 60 ℃加热 10 分钟、70 ℃加热 7 分钟，或在商用气流冷冻机里－35 ℃或更低温度速冻 15 小时，或家用冰箱－20 ℃不少于 7 天可杀死幼虫。捕捉后的鱼类立即去除内脏，可减少幼虫自肠系膜侵入肌肉内的数量。

在食用有异尖线虫感染的鱼时必须烧熟烹透。蒸煮是最安全的烹调方式，当烹调温度达到 100 ℃后，再持续几分钟，直到其彻底烧熟煮透，就可以将隐藏在海鲜中的细菌和寄生虫杀掉。但微波炉加热并不能保证杀死鱼类和肉类体内的寄生虫，这是由于其加热不均匀，虫体可以在未充分加热的部位存活。

180

什么是棘颚口线虫病？主要临床表现有哪些？

棘颚口线虫病是棘颚口线虫幼虫侵入人体引起以幼虫移行症为主要表现的疾病。人不是本虫的适宜宿主，虫体侵入人体后，一般不能发育成熟而以幼虫的形式在人体内移行游窜，损害部位极为广泛，可累及多个器官和组织。棘颚口线虫病按照引起病变部位不同可分为皮肤型和内脏型。临床诊断本病主要依据感染史和临床证候。确诊病例需从活检组织中查见到幼虫，但对内脏型病例难确诊。

人体感染是因生食或半生食了含有第三期幼虫的淡水鱼类或转续宿主（如蛙、蛇、龟、蟹、鸡、猪、鸭等）肉食而引起。

人体感染主要途径是经口感染，其主要方式有：

（1）生食或半生食含有第三期幼虫的淡水鱼肉、鸡肉、鸭肉和猪肉而受感染。也可因生食黄鳝、泥鳅而感染。

（2）经皮肤或胎盘途径感染。

（3）通过饮用不洁水源的水而感染。

人不是棘颚口线虫的适宜宿主，虫体侵入人体后一般不能发育成熟，但它却以幼虫的形式在皮下、内脏组织器官移行游窜，虫有牙齿，所到之处的身体组织，都被它咬一遍，造成伤害。可累及多个器官和组织，损害部位极为广泛。一旦侵入脑、眼、肺、肝等人体重要器官，将造成严重后果，甚至威胁患者生命。

主要临床特征和临床表现有：

（1）皮肤损害：幼虫移行于皮肤的表皮和真皮之间或皮下组织间，使患者可表现有皮肤匐行疹、线形状皮炎或间歇出现的皮下游走性包块。肿块或发生于额、面、枕、胸、腹、手臂等多部位。局部皮肤发红或有水肿，疼痛多不明显，可有痒感。有时也可形成脓肿，或以脓肿为中心的硬结节。有时虫体会自动从皮肤脓肿逸出。

（2）内脏损害：幼虫不但可以在人的皮下组织游走，还可以侵袭人的组织和器官。脑部、肺部、眼部、肝脏、肾等重要器官，它统统都可以"游"过去或寄居。幼虫侵入内脏（如肝、肺、脑、消化和泌尿系统），可随寄生部位不同而出现相应的损害：如移行于消化道组织内的可引起消化道出血；进入脊髓和脑部的可引起嗜酸性粒细胞增多性脑脊髓炎，导致严重的神经根痛、四肢麻痹，后果严重可致死亡。也可停留在某一寄生部位形成以脓肿为中心的结节型损害，常见于胸、咽、面、腹、手及眼前房等处。

181

患了棘颚口线虫病怎样治疗？

目前对人体棘颚口线虫病的治疗包括抗病原治疗、支持对症治疗和手术治疗。但病原治疗没有特效药。

（1）抗病原治疗：用阿苯达唑治疗有良好效果。成人剂量为每次400 mg，2次/d，口服，3周为1个疗程。于疗程的第2周，棘颚口线虫蚴受药物刺激而兴奋、挣扎，有时可钻出皮肤，但亦有加重病情的可能性。一般治疗1个疗程即可治愈。个别病例可能需用2个疗程。治愈后血液嗜酸性粒细胞数逐渐恢复正常。甲苯咪唑（甲苯达唑）、乙胺嗪、左旋咪唑和噻苯达唑对棘颚口线虫病的疗效都较差。伊维菌素是一种广谱抗寄生虫药,对蛔虫、鞭虫、钩虫、班氏丝虫、马来丝虫、盘尾丝虫等线虫类寄生虫的杀灭作用较强,已有报告说明对棘颚口线虫病亦有很好疗效。不良反应较轻,少数患者可出现头晕、腹痛、胃纳减退、疲乏等。婴幼儿及孕妇不宜服用。

（2）支持对症治疗:对严重病例,如脑颚口线虫病患者,当发生颅内压增高时,应及时应用 20％甘露醇注射液快速静脉滴注,必要时加用呋塞米、促皮质素,以降低颅内压、防止脑疝的发生。

（3）手术治疗:眼棘颚口线虫病以手术摘除棘颚口线虫蚴治疗为主。药物治疗可加重病情,甚至可导致失明。然而,由于眼颚口线虫病患者的其他组织常同时存在棘颚口线虫蚴,因此于手术摘除眼内棘颚口线虫蚴后仍宜应用 1 个疗程药物治疗。

182 棘颚口线虫病怎样预防?

（1）革除陋习:不食生的和半生熟的鱼类、禽鸟类、两栖类、爬行类和哺乳类动物等肉类。对有可能感染颚口线虫的食物进行加热处理后才可食用。

（2）注意自我保护:棘颚口线虫幼虫可经破损皮肤侵入人体,故相关职业人群（如厨师和鱼贩等）应做好个人防护,在加工或处理生肉时,戴手套,防止经皮肤感染。

（3）注意饮水卫生:在流行区不饮未经处理的水,特别是取自浅井或地表蓄水池的水。

（4）加强对犬、猫、猪等的普查和管理:进行定期预防性驱虫。

183 鳝鱼、泥鳅如何食用才安全?

黄鳝、泥鳅等体内均可寄生颚口线虫幼虫。2015 年 9～12 月华南农业大学对入境黄鳝进行调查,19 批次中共检出 11 批颚口线虫阳性,批次阳性率为 57.9％。浙江省医学科学院寄生虫病研究所曾做过调查,从农贸市场采购了 5 kg 黄鳝中，共分离出了250条活的棘颚口线虫幼虫。如果因有寄生虫而怕吃黄鳝完全没必要。实验证明，这种寄生虫不太耐热，只要温度超过80 ℃，4～5分钟就会被杀死，但如果不煮熟煮透，寄生虫就可进入体内引起棘颚口线虫病。

从市场买回的黄鳝，在处理时一定注意刀具和砧板的生、熟分开使用，在烧制时一定要注意充分煮熟，特别是做爆炒鳝丝时，猛火快炒很可能使藏在鳝鱼内的棘颚口线虫没被杀死。腌制、酒泡更不能杀灭棘颚口线虫。总之，黄鳝、泥鳅必须烧熟烧透后吃才安全！

184 什么是肺吸虫病？

肺吸虫病又称并殖吸虫病，是由并殖吸虫寄生于人体组织内引起的以侵犯胸、肺为主，且呈世界性分布的人兽共患寄生虫病。因该虫主要寄生于人或动物的肺部而称为肺吸虫，又因其子宫和卵巢及两个睾丸左右并列而命名为并殖吸虫。人体感染主要通过生食和半生食含并殖吸虫囊蚴的淡水蟹类或蝲蛄而引起。

人体感染的肺吸虫主要有卫氏和斯氏两种。前者能在人体可发育成熟并产卵，引起以肺型为主要部位的损害；后者不能在人体发育成熟，以童虫阶段长期存活和寄生，引起以肺外型为主的幼虫移行症。

临床诊断可依据感染史、临床症状或影像特征及血清中检出抗肺吸虫抗体。确诊病例需从痰、粪中查见虫卵或从活检组织中查见到虫体或虫卵或病理特征。

185 肺吸虫病的感染途径与方式有哪些？

本病传染源是能从痰或粪便中排出本虫虫卵的肉食类哺乳动物。卫氏肺吸虫病患者痰和粪便中虽可排出虫卵，因入水机会极少，故不能作为传染源。只要感染了肺吸虫的猫、犬，特别是野生动物（如虎、豹、狼、狐、果子狸等），才是该病的主要传染源，并在流行传播中起关键作用。

人体感染该虫的途径和方式多种多样，归纳起来大致有以下几个方面。

（1）人们吃生或不熟的含有本虫活囊蚴的溪蟹或蝲蛄而感染。这既是最主要的感染方式，又是造成人体感染最严重的原因。蟹体内的囊蚴可以存活数月至数年。在流行区居民吃石蟹的基本方法是生吃、热吃、腌吃和醉吃。生吃即吃活蟹，腌吃是将石蟹用食盐腌渍后再吃，醉吃是将石蟹加食盐和黄酒泡后吃，腌、醉所处理的时间往往不足 24 小时，不易杀死活囊蚴。热吃（煮吃）方法多种，但加工时间一般都很短，常以煮到壳红为止，往往也不能杀死蟹内的囊蚴。醉蟹所用黄酒的乙醇浓度多在 14％ 以下，加上石蟹常不能全部浸入黄酒中，通常醉一晚就食用，因此很多囊蚴仍然是活的。在我国东北地区常捕捉大量蝲蛄，磨碎取其蛋白汁液凝成蝲蛄豆腐而食用。城市居民感染多因吃用（汤吃、炝蟹、醉蟹等）来自疫区的溪蟹而感染或前往旅游景点抓溪蟹生吃而感染，或吃境外贩来的绒螯蟹而感染。

（2）生食或半生食含有本虫童虫的转续宿主（如猪、鸭、鸡）肉类而感染。据报道，在日本鹿儿岛的森林工人中曾发生过一次肺吸虫病暴发流行，其引发感染的原因是生吃了含有肺吸虫童虫的野猪肉。现已研究证实野猪、鸟类、鼠类是此种肺吸虫的非适宜终宿主，但可自然感染此种肺吸虫，且在感染后的虫体不能发育成熟，而以童虫阶段长期生存于肌肉组织中，当被适宜终宿主（如人、犬和猫）吞食后，该虫体仍可发育成熟并寄生致病。

（3）误食了被该虫活囊蚴或童虫污染的食物而感染。在加工含该虫活囊蚴的肉类（蟹、蝲蛄和转续宿主肉食）过程中，所用食具、菜刀、砧板等可被囊蚴污染，炊事员手指常被囊蚴污染。儿童玩耍蟹时可因手污染的活囊蚴被感染。

（4）误饮了含有该虫活囊蚴的河水或溪水而感染。此种情况虽不多见，但在临床上可见有些肺吸虫病患者仅有生饮山上溪水史。其原因可能是水中溪蟹自然死亡或被天敌杀死后，体内的囊蚴被释放并漂浮于溪水中，当人和动物生饮时，水中囊蚴随饮而致感染。

186

肺吸虫病对人体有哪些危害？

肺吸虫在体腔和各脏器间游走，可造成组织与器官损害，引起全身各处受损。损害程度与感染时间、程度及人体免疫力有关。

（1）急性损害：主要是童虫侵入肠壁，经腹腔、胸腔或组织器官移行所致早期急性炎症病变过程。感染较重者可在感染后 2～5 天出现腹痛、腹泻、食欲不振等症状，随后可表现有腹腔或胸腔积液，并可伴有发热、乏力、盗汗、荨麻疹等全身症状，继而可出现胸闷、胸痛、气短、咳嗽等表现。病程一般持续 1～3 个月。

（2）慢性损害：①胸肺型。最多见的一种损害类型，主要由卫氏肺吸虫感染引起，约占病例的 90％以上。童虫侵犯胸肺可致胸膜炎和肺实质大小不等病变，患者可出现胸痛、胸腔积液、咳嗽、咯果酱样血痰等证候，后期可出现胸膜增厚及粘连，亦可引起胸廓畸形。②腹型。约占 1/3 病例，虫体穿过肠壁进入腹腔，主要表现为腹痛、腹泻、便稀或有黏液、血。腹痛部位不固定，以隐痛为主，或有局部压痛甚或肌紧张等，已有患者可在后期出现肠粘连及肠梗阻等并发症。如侵犯肝脏，则可出现肝痛、肝大、脾大等，但多不严重。③中枢神经型（或脑脊髓型）。主要由斯氏肺吸虫感染引起，也可见于胸肺型并殖吸虫感染，多见发生于青少年。因侵犯部位不同，所致临床表现也多样化。由于虫体游走窜扰，造成多处损伤，如侵及基底神经节、内囊或丘脑等部位则后果更为严重。可表现为颅内压增高、癫痫、偏瘫、脑膜炎样症状及神经精神症状等。脑型患者可因虫体游走而症状多变，往往有蛛网膜下腔出血表现，亦可因侵犯重要部位（如视丘）而造成猝死。④皮下包块型。多见于斯氏肺吸虫感染引起，多与其他型并存，有 3％～20％患者出现皮下结节。皮下包块呈单个散发或多个成串。包块大小一般为 1×2 cm 或 5×6 cm，大者可达 12×22 cm。皮肤表面正常，初起时质软，后期稍硬，结节部具痒感或可有轻度压痛。好发部位为腹壁，其次为胸壁、腹股沟、精索、腰背部、大腿内侧、臀部。此外，眼眶、阴囊、乳房、颈、肩部、会阴、阴唇、睾丸、后枕、腋下等处也有发现。囊肿切开后可找到虫体。由卫氏肺吸虫引起的皮下包块，半数以上可找到虫卵。

如何治疗肺吸虫病？治愈标准如何确定？

（1）病因治疗：①吡喹酮。对肺吸虫成虫、童虫与虫卵均有强大杀灭作用。被认为是一种高效、低毒的广谱抗蠕虫病新药。推荐剂量为每天每千克体重 75～100 mg，分 2～3 次服，2～3 天疗法较好，治愈率达 70％～80％，必要时可重复 1～2 个疗程。在治疗脑型病例中，以每天每千克体重 25 mg，分 3 次服，3～5 天为 1 个疗程，重复 2～3 个疗程可取得较满意效果。②硫氯酚。有良好疗效，剂量为每天每千克体重 50 mg，分 3 次服，成人一般服用 1.0 克，每天 3 次，隔天服药，15～20 个治疗日为 1 个疗程，脑型病例 25～30 个治疗日为 1 个疗程。不良反应有恶心、呕吐、腹痛、腹泻等。③三氯苯达唑。对本虫及肝片吸虫均有良好疗效，推荐剂量为每天每千克体重 10 mg，单剂服用，治愈率可达 90％以上。

（2）手术治疗：仅在少数早期未确诊而有较严重并发症，经保守治疗及特效治疗皆不能解决者，如因虫体穿行造成的气胸、支气管胸膜瘘、严重的脑或脊髓损害引起的粘连、占位、压迫等，或因虫体在腹腔内游走造成的肠粘连、肠梗阻等，可考虑手术治疗，但同时必须用抗虫药治疗，因手术以外的部位可能存在着活的成虫。对肺吸虫皮下结节应及时手术摘除虫体，并同时服药加速治愈，以防虫体进入脑内和其他重要器官。

（3）对症治疗：对因脑、脊髓并殖吸虫病所造成的麻痹、肢体瘫痪等可以采用电刺激、针灸及各种物理治疗，促进功能恢复。

（4）一般治疗及支持疗法。

（5）治愈的标准：对卫氏肺吸虫病患者经治后痰检虫卵转阴持续 6 个月，临床症状、体征及胸部 X 线显示病灶消失，可判定为治愈。肺外型的患者，则主要根据临床相应症状和体征的消失而认定。

188 肺吸虫病怎样预防？

（1）查治家畜，以消除传染源。

（2）加强猫、犬粪便管理，推广堆肥法以杀灭虫卵，防止污染水源。

（3）摒弃不良饮食习惯，不吃生或半生的溪蟹、蝲蛄及其制品。如不吃醉蟹、腌蟹等，蝲蛄豆腐、烤蝲蛄、蝲蛄酱等要烧、烤、煮熟透后再吃。

（4）在处理完活的溪蟹、蝲蛄等后，要清洗干净手及所涉及的餐具、灶具、过滤器等相关厨具。

189 如何安全食用蟹肉、蝲蛄肉？

溪蟹、蝲蛄是肺吸虫的第二中间宿主，肉中含有肺吸虫，而肺吸虫囊蚴抵抗力很强，据试验结果显示：对蟹经加热处理，囊蚴在 55 ℃时需 30 分钟才死亡，70 ℃时则需 10 余分钟才死亡，如将其浸泡在 10％盐水中 72 小时后尚有 40％～50％存活。浸泡在绍兴酒（含乙醇约 12.2％）内 72 小时有 48％～87％仍存活。因此醉蟹、腌蟹等方法尚不能充分杀死其囊蚴，仍可导致人体感染肺吸虫。

因此，对肺吸虫囊蚴感染数高的蟹、蝲蛄应以销毁处理，对轻度感染蟹、蝲蛄，烹饪时应彻底烧熟煮透，以杀死囊蚴。

190 什么是管圆线虫病？

广州管圆线虫病（简称管圆线虫病）是广州管圆线虫幼虫侵入人体而引起的疾病。其临床主要表现为嗜酸性粒细胞增多性脑膜炎或脑膜脑炎。本病原最早由我国著名学者陈心陶于 1935 年在广州家鼠肺中首先发现，曾定名广州肺线虫，于 1946 年被命名为广州管圆线虫。我国台湾省最早发现本病病例，1984 年在大陆确诊了首例病例。临床诊断可依据感染史和临床特征。

确诊病例需从脑脊液中查见虫体。

管圆线虫病属于一种幼虫移行症。管圆线虫在人体内移行和生长发育而对人体造成机械性损伤及炎症反应，分泌物及脱落产物具有毒性作用，而引起多个器官损伤，除引起呕吐、腹泻、腹痛、皮肤皮疹外，主要造成下列危害。

（1）神经系统损害：人体感染管圆线虫后，幼虫侵犯中枢神经系统，钻到脊髓甚至脑部，引起嗜酸性粒细胞增多性脑膜脑炎、脑（脊膜）炎、脑（脊）膜神经根炎，使人发生急剧头痛。受到任何震动，走路、坐下、翻身时头痛会加剧，同时伴恶心呕吐、颈项强直、活动受限、抽搐等症状，重者可致瘫痪或死亡。

（2）呼吸系统损害：可引起左右肺动脉管圆线虫虫栓形成，肉芽肿性肺炎，肺透明膜形成，表现为肺出血。儿童相对多见。

（3）眼部损害：较少见，幼虫可寄生于视网膜中，引起视力下降。

（4）鼻部损害：非常罕见，幼虫进入鼻腔内，可引起流涕、流涎。

191 管圆线虫病的感染途径与方式有哪些？

在自然条件下，管圆线虫流行传播的传染源主要是啮齿类动物，尤其是家鼠。褐云玛瑙螺和福寿螺等是该线虫的主要中间宿主。福寿螺是各种鼠类喜吃的贝类，而福寿螺亦喜吃各种老鼠的粪便，因此，造成管圆线虫在螺、鼠间不断循环。人体管圆线虫病均通过食物传播。该虫多存在于陆地螺、淡水虾、蟾蜍、蛙、蛇等动物体内，如果不经煮熟就吃，则可招惹上管圆线虫感染。

（1）通过生食和半生食含有圆线虫第三期幼虫的中间宿主（如褐云玛瑙螺、福寿螺、中国圆田螺、蛞蝓等）或转续宿主（如黑眶蟾蜍、蜗牛、金线蛙、虎皮蛙以及鱼、虾、蟹、巨蜥、海蛇等）而引起。如2006年北京出现160人群体感染的原因是食用了凉拌福寿螺肉。

（2）通过生吃或生饮被圆线虫幼虫污染的食物（如蔬菜、瓜果）和水也可感染。我国大陆首例患者的感染方式主要是因频繁采拾褐云玛瑙螺并搅碎以之喂鸭而感染（手及食物受到污染）。本虫的中间宿主和转续宿主多与人类生活有密切关系，除可供食用外，还经常出没于房前屋后、庭院、草地，甚至厨房、卫生间等潮湿地方。

192 得了管圆线虫病如何治疗？

本病起病较急，病程常为 4～6 周，目前对该病治疗尚无特效的抗虫药物和治疗方法。现行主要治疗措施如下。

（1）病原治疗：阿苯达唑有良好疗效。成人每天每千克体重 40 mg，分 3 次服，连服 6～10 天。儿童患者酌情减少剂量。同时酌情联合使用糖皮质激素如地塞米松等药物，以预防或减轻因杀虫药引起的不良反应。也可试用广谱抗寄生虫药物（如伊维菌素）。

（2）对症处理及支持治疗：按病情需要适当给予输液，以补充电解质和葡萄糖。在病原治疗的同时应给予糖皮质激素。出现颅内高压症者应静脉注射或快速静脉滴注 20％甘露醇液以降低颅内压、防止脑疝发生。发热明显者应给予物理降温或药物降温。头痛严重者可酌情给予镇静药、止痛药。对合并细菌、真菌感染者应给予抗生素及抗真菌治疗。眼部受损者应先行眼部治疗再做病原治疗。

（3）并发症与合并症治疗：本病可出现急性炎症性脱髓鞘性多发性神经病、脑神经损害、肢体瘫痪、脑积水等并发症，亦可合并细菌、真菌感染。一旦出现应做相应处理。

193 管圆线虫病怎样预防？

我国广泛分布的鼠体内、螺内多有管圆线虫感染，引起人体该病暴发的可能大，因此应注重预防。

（1）保护自己，养成良好的饮食习惯，不生食或半生食螺肉或虾蟹。

（2）避免鼠类和螺等软体动物形成自然循环。①做好生活区卫生，减少鼠类的食物和赖以生存的条件，同时也可减少软体动物的孳生，从而降低鼠类感染的机会；②在相对封闭的环境内人工饲养福寿螺和褐云玛瑙螺，以减少鼠与螺的接触机会。

（3）避免用未加工处理的螺肉喂养虾蟹。对螺肉进行充分冰冻或加热可有效杀死幼虫。

（4）加强环境卫生和灭鼠工作。灭鼠以控制传染源对预防本病具重要意义。

（5）对淡水螺食物加强监测和管理。控制福寿螺作为食品，可以食用的好的螺种，上市前进行检验检疫，确保食用安全。

194 能传播管圆线虫病的食物有哪些？如何安全食用虾、螺肉？

能传播管圆线虫病的食物有淡水或陆生的螺类、鱼、虾、蟹、蛞蝓等。

安全食用虾、螺肉应该做到：①不生食或半食。②进行必要加工处理，如进行充分冰冻或加热达到杀死幼虫目的。③避免食物间交叉感染，生、熟食分开，不用切过螺肉的刀切蔬菜等。

195 什么是姜片虫病？有何危害？

姜片虫病是由布氏姜片吸虫感染而引起的一种人、猪共患的肠道寄生虫病。成虫外观形似生姜片而得名，简称姜片虫，是人类最早认识的寄生虫之一。虫体寄生于人体或猪体肠腔内，以肠道营养物质为食或吸吮血液。姜片虫病的流行常与种植人、猪食用的水生植物和养猪业有密切关系。主要流行于亚洲，故又称姜片虫为亚洲大型肠吸虫。

诊断本病依据从粪便中发现虫体或镜检到虫卵。

姜片虫病因感染的虫体数量不同或人体体质强弱差异对人体健康的危害程度不一。

（1）营养不良：姜片虫吸附在肠黏膜上吸取营养，损伤肠黏膜致出血、溃烂、炎症，出现腹痛，腹泻，食欲不振，消化不良等症状。严重时可发生营养不良、浮肿、贫血，甚至出现智力减退、发育障碍。

（2）消化功能紊乱：虫体吸附在宿主小肠黏膜造成被吸附处与其附近组织产生炎症反应、点状出血和水肿，甚至坏死、脱落，形成溃疡或脓肿，而导致消化功能紊乱。亦可因虫体成团而发生肠梗阻。

（3）虫体代谢产物被人体吸收后可引起超敏反应和周围血中嗜酸性粒细胞增多。

（4）姜片虫成虫偶尔异位寄生于胆道，引起胆道炎或梗阻现象。

（5）反复感染的少数患者可因衰竭、虚脱或继发肺部和肠道细菌感染，造成死亡。

196 姜片虫病的感染途径与方式有哪些？

姜片虫主要流行于种植菱角及其他可供生食的水生植物的地势低洼、水源丰富的地区，患者、带虫者和猪是主要传染源，家猪是主要保虫宿主。

（1）感染途径：经口感染，人和动物因生食菱类等水生植物或用牙啃皮而感染。其中人体感染来源主要是水红菱、大菱、四角菱、荸荠、茭白等水生植物；猪感染来源还有水浮莲、槐叶萍、多根浮萍、青萍、日本水仙等水生植物。

（2）感染的方式：①主要生食含有姜片虫囊蚴的水生植物，如菱角、荸荠、茭白等；②生饮含本虫囊蚴的水源。用含有姜片虫虫卵的人类或猪粪作为肥料是污染水源的主要原因。

197 姜片虫病如何治疗？

（1）抗病原治疗：目前最有效的常用药物是吡喹酮和三氯苯达唑。吡喹酮 10 mg/kg 顿服，其效果可使粪检虫卵转阴率达 100%；硫氯酚（硫双二氯酚）曾被常用；槟榔是中医学中最早用来治疗姜片虫的药物之一，具有麻痹姜片虫神经，增进人的肠道蠕动的作用。

（2）对症治疗：对姜片虫重症患者先进行积极的支持疗法，改善营养和纠正贫血，体力和精神恢复到一定程度后再酌情驱虫，驱虫药的剂量也不宜过大。

（3）并发症治疗：对肠梗阻或胆道姜片虫的治疗，必要时需外科手术处理。

198 姜片虫病怎样预防？

（1）注意饮食卫生：不生吃菱角、荸荠等水生植物，不饮河塘内的生水。饭前便后洗手，保持手的清洁卫生。

（2）勿用被囊蚴污染的青饲料喂猪：不用生的水浮莲喂猪，用水生植物作猪饲料时，必须先经发酵、加热等方式处理。

（3）加强粪便管理：圈养猪，拆除菱塘、鱼塘上的厕所，禁止在水边洗刷粪具，严禁人、猪的鲜粪下水，控制粪便污染水源。新鲜粪便应贮存18天后使用，或加入生石灰将粪便中的虫卵杀死后再作肥料用（每50 kg粪便加生石灰50 g，存放一天）。

（4）灭螺：在流行区可开展药物灭螺，或放养鸭或鲤鱼等以吞食扁卷螺等。

（5）流行区开展人和猪姜片虫普查普治工作。

199 如何安全食用水生植物？

水生植物如水芹、茭白等是人体感染肝片吸虫的媒介植物，而水红菱、大菱、四角菱、荸荠、茭白等是人体感染姜片吸虫的媒介植物。一般地，水生植物作为寄生虫的媒介植物，其囊蚴在潮湿的情况下，生存力较强，对干燥及高温的抵抗力较弱。实验证明，在室温下玻璃缸中附着在水草上的囊蚴可活 90 天以上，28 ℃～30 ℃时囊蚴在湿纸上可存活 10 天，在 4 ℃～5 ℃的冰箱中可活 25 天。附着在水草或平皿上的囊蚴经阳光下照射 10～12 分钟后则失去活力。人工加温煮沸 1 分钟，囊蚴即失去活力。因此，安全食用水生植物应做到：①不生食水生植物，特别是不吃带皮的生菱、生荸荠等；②菱角、荸荠等应用刀削皮并清洗干净后再食用，不用牙齿啃皮；③在生吃时一定要充分洗净，并用开水烫泡几分钟或在太阳下晾晒 1 天或用沸水烫 5 分钟，杀死囊蚴后再食用；④接触过水生植物或污水时要把手洗干净，防止囊蚴污染。

200 什么是片形吸虫病？

片形吸虫病是由肝片形吸虫和巨片形吸虫寄生于人体肝胆管内而引起的一种少见的寄生虫病。此两种吸虫呈世界性分布，其中主要的是肝片形吸虫。片形吸虫病的主要临床表现为急性期常发生在感染后 2～12 周，有突发高热、腹痛、呕吐、腹泻或便秘、肝大、贫血和血中嗜酸性粒细胞明显增多的表现，潜隐期通常在感染后 4 个月左右，患者的急性期症状减轻或消失，数月或数年内无明显不适，或稍有胃肠不适的症状。虫体进入胆管后称慢性期或阻塞期，主要有乏力、右上腹疼痛或胆绞痛、恶心、厌食脂肪食物、贫血、黄疸或肝大等表现。片形吸虫童虫移行时可随血流到达肺、胃、脑、眼眶、皮下等导致异位损害，常在手术后确诊。有生食牛羊肝习惯的地方，虫体寄生在咽部，导致咽部肝片形吸虫病。人感染片形吸虫病多因生食水生植物，因此预防该病的重点在于卫生宣教，注意饮食卫生，不生食菱角、水芹等水生植物，不饮用生水。对于感染的动物宿主定期驱虫，对粪便进行无害化处理以消除传染源。治疗患者的药物首选硫氯酚，每天 30～50 mg/kg 体重，分 3 次服，隔天给药，10～15 天为 1 个疗程，间隔 5～7 天后给予第 2 疗程。其他药物有吡喹酮和阿苯达唑。

201

什么是棘口吸虫病？

棘口吸虫病是由棘口科吸虫寄生于鸟类或哺乳类等动物消化道而引起的一类寄生虫病。宿主主要是鸟禽类，其次是哺乳类、爬行类，少数寄生于鱼类。人常因吞食生的螺类、贝类、鱼类等而感染。棘口吸虫寄生在宿主小肠，引起局部炎症，轻度感染者常无症状，或仅出现腹痛、腹泻等消化道症状，重度感染者可有厌食、贫血、消瘦、下肢水肿、发育不良，甚至合并其他疾病而死亡。人体棘口吸虫病主要是因生食或半生食含有棘口吸虫囊蚴的鱼类、螺类而引起，生食囊蚴污染的水生植物和喝生水也可以感染，因此预防此类疾病的关键是改变不良的饮食习惯，防止病从口入。目前吡喹酮已成为治疗人体棘口吸虫病的首选药物，每天 10 mg/kg 体重顿服治疗棘口吸虫感染有较好效果。

202

什么是异形吸虫病？

异形吸虫病是由异形类吸虫寄生于人的消化道或异位寄生于其他器官而引起的一种人兽共患寄生虫病。人体异形吸虫病较少见，主要为生食或半生食含有囊蚴的淡水鱼或蛙类而感染。临床表现：轻度感染一般无明显临床症状，偶有上腹部不适、消化不良、腹痛腹泻等表现。重度感染者出现食欲减退、消瘦、腹部严重不适、剧烈腹痛等。异形吸虫可造成异位寄生，虫卵随血液沉积于不同器官引起损害。预防异形吸虫病的关键在于防止病从口入，由于异形吸虫囊蚴对外界环境有较强的抵抗力，因此注意饮食卫生，不生食或半生食鱼肉和蛙肉，避免感染。目前治疗的首选药物为吡喹酮，每天 15～25 mg/kg 体重，分 3 次服，连续 2～7 天。

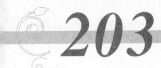

什么是肾膨结线虫病？

肾膨结线虫病是由肾膨结线虫寄生于人体肾、腹腔等部位而引起的一种动物源性疾病。肾膨结线虫是一种大型线虫，俗称巨肾虫。人感染是由于生食或半生食含该虫第三期幼虫的蛙或鱼类而引起，亦可因吞食了生水中的或水生植物上的寡毛类环节动物而获得感染。幼虫进入人体消化道后，穿过肠壁随血流移行至肾盂发育为成虫，并产卵。

患者的临床表现主要有腰痛、肾绞痛、反复血尿、尿频，可并发肾盂肾炎、肾结石、肾功能障碍等。亦可见尿中排出活的或死的，甚至残缺不全的虫体。当虫自尿道逸出时可引起尿路阻塞、亦有急性尿中毒症状。除肾外，本虫也可寄生于腹腔，偶可寄生于肝、卵巢、子宫、乳腺和膀胱。

从尿液中查见到虫体或虫卵是确诊本病的依据。对泌尿系统以外的虫体寄生所引起的病变，可经影像定位后，行穿刺或微创手术活检组织做病理学检查，有时可发现虫体组织。

反复多个疗程的阿苯达唑和噻嘧啶有效。对虫体寄生在肾盂者，行肾盂切开取虫为最可靠的治疗办法。预防感染主要是勿食生的或未煮熟的鱼、蛙、生水和生菜。

第四篇

水源性寄生虫病

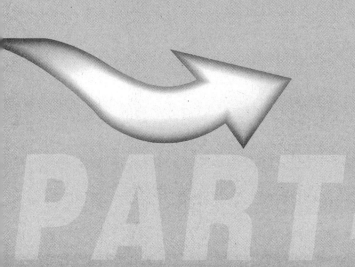

PART4

204

什么叫水源性寄生虫病？常见病种有哪些？

水源性寄生虫病是指通过饮用水或接触到水而被感染所致的寄生虫病。临床表现因虫种和寄生部位不同而异。常见水源性寄生虫病包括：必须经水传播的有日本血吸虫病、曼氏血吸虫病、埃及血吸虫病和麦地那龙线虫病；寄生虫感染期污染水源需通过饮水方式而感染的有溶组织内阿米巴病、致病性自由生活阿米巴病、隐孢子虫病、贾第虫病、环孢子虫病、微孢子虫病等。

205

什么是溶组织内阿米巴病？

溶组织内阿米巴病是由溶组织内阿米巴寄生人体所致疾病，包括阿米巴肠病和肠外阿米巴病。

溶组织内阿米巴病流行于世界，危害大。在热带、亚热带、温带地区发病较多，但较寒冷的地区，甚至北极圈内也有阿米巴感染流行。该病感染流行以秋季为多，夏季次之。发病率农村高于城市。据估计全世界约有10％的人受染，有的地方感染率可高达50％。全球每年有4万～11万阿米巴病患者出现死亡，是一种仅次于疟疾的第二种致病性寄生原虫病。

本病临床诊断主要依据临床特征，确诊本病需从粪便或组织中查见滋养体。

诊断溶组织内阿米巴感染的带虫者需从粪便中查见包囊。

206

溶组织内阿米巴的生活史和传播方式如何？

溶组织内阿米巴的生活史阶段有滋养体和包囊两个发育期。滋养体是寄生、致病和离体阶段。成熟的四核包囊为传播感染阶段。因此，该病的传染源是指可从粪便中排出该虫包囊的人，如无症状的带虫者、慢性患者及恢复期患者。包囊的抵抗力很强，在潮湿低温的环境中，可存活12天以上，在水内可活9～30天。

其主要感染方式有：①包囊污染水源可造成该地区的暴发流行；②在以粪便作肥料，未洗净和未煮熟的蔬菜也是重要的传播方式；③包囊污染手指、食物或用具而传播；④蝇类及蟑螂都可接触粪便，体表携带和呕吐粪便，将包囊污染食物而成为重要传播媒介。

207

溶组织内阿米巴病的临床表现及危害有哪些？

溶组织内阿内米巴病急性期病变特点是在结肠部位，以局限性黏膜下小脓肿开始，呈孤立散在分布。肠黏膜细胞破坏，产生糜烂及浅表溃疡。组织破坏可逐步向纵深发展，病灶变深，累及黏膜下层，甚至深达肌层，形成口小底大的典型烧瓶样溃疡。病变主要为组织坏死和细胞溶化的性质。肠腔内容物排出时即产生临床上常称的痢疾样便。严重病例的病变可深达浆膜层，重者可穿破浆膜层，肠内容可以渗漏至腹腔，造成局限性腹腔脓肿或弥漫性腹膜炎。因病变发展缓慢，浆膜层易与邻近组织发生粘连，故急性肠穿破的发生率不高。

溶组织内阿米巴病慢性期病变特点为肠黏膜上皮增生，溃疡底部出现肉芽组织，溃疡周围有纤维组织增生。组织破坏与愈合常同时存在，使肠壁增厚，肠腔狭窄。由于滋养体反复侵入黏膜，加以细菌继发感染，肠黏膜组织增生肥大，可出现巨块状肉芽肿，成为阿米巴瘤，多见于肛门、肛门直肠交接处、横结肠及盲肠。阿米巴瘤有时极为巨大、质硬，难以同大肠癌肿相鉴别。

肠外阿米巴病是阿米巴滋养体经血行播散至肝、肺、心、皮肤等脏器或组织而引起以脓肿或溃疡病变为特征的疾病。其中以阿米巴肝脓肿最常见。

208 什么是阿米巴肝脓肿？

阿米巴肝脓肿又称为阿米巴肝病。在流行区，阿米巴病肠病中约有2%并发阿米巴肝脓肿。阿米巴肝脓肿与阿米巴肠病关系密切，是寄生在肠壁的阿米巴组织型滋养体经过一种或多种途径侵入肝脏的结果。在肠道阿米巴感染时，肠壁组织中的溶组织内阿米巴滋养体侵入溃疡底部的小血管，经门静脉系统而到达肝脏。这是主要途径，其次也可穿透肠壁，经腹腔至肝脏，以及经淋巴结系统，最终经门静脉系统进入肝脏，形成肝脓肿。

209 阿米巴肝脓肿的临床表现及危害有哪些？

阿米巴肝脓肿分为急性期与慢性期。急性期起病较急，常伴发热，往往高于40 ℃，上腹痛明显，白细胞总数与多型核白细胞增加显著，全身状况较好；慢性期病情进展隐匿和发热不明显，白细胞与多型核白细胞多在正常范围或轻度增加。急性期1个月至数月后转为慢性期，患者往往有营养不良、体重下降、贫血及低蛋白血症等全身表现。临床上有时可见到重症型（暴发型）肝脓肿，多见于营养不良患者或延误治疗者，患者可在数天内死亡，多系弥散性肝实质坏死所致。另一种仅次于暴发性肝脓肿的是难治性、多发性肝脓肿。这种脓肿多伴有细菌感染，脓肿可侵蚀大血管引起大出血，或者压迫门静脉引起门静脉高压，压迫肝上静脉引起阿米巴性布加综合征。

210

什么是胸肺阿米巴病？

胸肺阿米巴病，主要为阿米巴肺脓肿。大多数是由阿米巴肝脓肿相横膈穿破直接蔓延而来，也可由肠道病灶经血行传播至肺部，但有些病例可无肠或肝阿米巴病史，形成所谓"原发性肺阿米巴病"，易误诊为病变原发在肺。原发性阿米巴肺脓肿极少见，多继发于阿米巴肝脓肿。脓肿多位于右肺下叶，常为单发，胸膜也同时累及。横膈被穿破的肺脓肿常与肝脓肿互相连通。

211

胸肺阿米巴病的临床表现与危害有哪些？

胸肺阿米巴病往往起病急，常有畏寒、发热（多为弛张热），伴乏力，食欲缺乏等全身症状，伴咳嗽、咳痰，初为干咳或黏液脓痰，典型者为巧克力样痰。肝脓肿穿破侵入肺，可突然咳出大量棕褐色痰，每天黏痰量可达500 ml以上，可有痰中带血甚至大咯血，肝脓肿向胸腔穿破时，常伴有剧烈胸痛和呼吸困难，严重时可发生休克。早期患者可无明显体征，继后常可在右肺下部叩诊为浊音，呼吸音减低，干湿啰音及胸腔积液征。主要症状体征有：①畏寒、发热、乏力、咳嗽、胸痛、盗汗、食欲不振；②消瘦、贫血和水肿；③咯大量棕红色脓痰，血痰或大咯血；④呼吸困难；⑤右下胸呼吸运动减弱，肝区肋间隙饱满、压痛，右下肺叩诊呈浊、实音，呼吸音减弱、可有湿啰音，胸腔积液等体征；⑥合并肝脓肿者，触及肝大且有压痛；⑦慢性患者可见杵状指或趾。

212

什么是阿米巴脑脓肿？

阿米巴脑脓肿往往是阿米巴痢疾、肝或肺脓肿内的阿米巴滋养体经血道进入脑而引起的，为阿米巴病的严重并发症。原发阿米巴性脑脓肿少见，阿米巴性脑脓肿常呈现中枢皮质单一性脓肿，除畏寒、发热等全身症状外，尚有头痛、癫痫、偏瘫、呕吐、眩晕和精神异常等神经系统症状。

213 阿米巴脑脓肿的临床表现与危害有哪些？

阿米巴脑脓肿首先表现为急性感染症状，患者有发热、全身乏力、肌肉酸痛、脉搏频速、食欲不振等，随着病情加重，出现呕吐、头痛、嗜睡、昏迷等颅内压增高及脑膜刺激征表现。当脑脓肿形成和增大时，患者出现颅内压增高，头痛症状加剧伴呕吐，可伴有不同程度的精神和意识障碍，此时可出现脉搏缓慢，血压升高，脉压增宽，呼吸变慢等征象。随着病情进展，还可出现脑占位症状。如脓肿位于额叶、顶叶及颞叶时，以偏瘫及癫痫发作多见。小脑受累者可出现共济失调，肌张力减退等表现。脑脓肿位于半球者可有对侧中枢性面瘫，对侧同向偏盲，或象限性偏盲，对侧肢体偏瘫或锥体束征阳性。脓肿接近于脑表面或脑室，自动或穿刺破裂入蛛网膜下腔或脑室，则病情迅速恶化，表现突然高热、昏迷、抽搐，死亡率极高。

214 什么是泌尿生殖系统阿米巴病？

泌尿生殖系统阿米巴病甚为罕见，多由溶组织内阿米巴、棘阿米巴和微小内阿米巴感染引起。有可疑病史或阿米巴肝脓肿、阿米巴痢疾的病史。常见有阴道及子宫，男性外生殖器及尿道、膀胱、肾阿米巴病等。

泌尿生殖系统阿米巴病临床表现有畏寒发热、尿频、尿急、肾区叩痛、压痛，果酱样尿，或阴道流出腥臭味脓血性分泌物。泌尿生殖系统阿米巴病可相互感染，女性患者的直肠阴道瘘可导致溶组织内阿米巴滋养体蔓延至泌尿系。同样泌尿系病变也可逆行感染生殖系；另外男性与女性性接触也可相互感染。生殖系阿米巴病可出现以疼痛为主要表现的肉芽样病变或溃疡。

215

什么是皮肤阿米巴病？

皮肤阿米巴病是由阿米巴侵犯破损皮肤而致，大都继发于溶组织内阿米巴性痢疾或阿米巴性肝脓肿，发病前有腹痛、腹泻等痢疾样症状。棘阿米巴引起的皮肤损害主要是慢性溃疡，艾滋病患者中约75％有此并发症。临床主要表现为皮肤溃疡，常见发生于肛门及会阴部皮肤，因受粪便中虫体污染而致。早期为深在性脓肿，有波动感，若自行破溃则形成溃疡或瘘管，中央可坏死，而后发生浸润性溃疡，溃疡边缘不整，表面凹凸不平，并可逐渐形成增殖性肉芽肿，质硬，易出血，可呈菜花状隆起，湿疹、荨麻疹样、痒疹样等非特异性皮肤损害。患处有特殊性臭味，自觉疼痛。青壮年较多见，男性多于女性，热带、亚热带地区多见。

216

怎样预防溶组织内阿米巴病？

预防措施包括治疗患者及包囊携带者；饮水煮沸，不吃生菜，防止食物被污染；平时注意饭前便后洗手等个人卫生；防止苍蝇孳生和灭蝇；检查和治疗从事饮食业的排包囊及慢性患者。

217

什么是致病性自由生活阿米巴病？

在自然界存在着多种自由生活的阿米巴，其中有些是潜在的致病原，可侵入人体的中枢神经系统、眼部和皮肤，引起严重损害甚至死亡，以双鞭毛阿米巴科的耐格里属和棘阿米巴属为多见。

自由生活的致病阿米巴生活史较简单，在自然界普遍存在水体、淤泥、尘土和腐败植物中，以细菌为食，行二分裂繁殖，并可形成包囊。当人在水中（如游泳时）鞭毛型阿米巴或滋养体型的可侵入鼻黏膜并增殖，沿嗅神经通过筛状板入颅内。棘阿米巴在外界不良条件下形成包囊，在利于生长的条件下脱囊而形成滋养体，经破损的皮肤黏膜或角膜侵入人体，寄生在眼、皮肤等部位，血行播散至中枢神经系统。

自由生活阿米巴引起感染所致疾病为：①福氏耐格里原虫为主要病原的原发性阿米巴性脑膜脑炎；②棘阿米巴原虫所引起的肉芽肿性阿米巴脑炎；③棘阿米巴原虫所引起的角膜炎。

218 致病性自由生活阿米巴是怎样生活和传播的？

自由生活阿米巴生活于水、泥土或腐败有机物中，滋养体以细菌为食物，二分裂方式增殖，并可形成包囊。福氏纳格里原虫的阿米巴型可以成囊，但鞭毛型则不能。福氏纳格里阿米巴为嗜热性，其滋养体在 37 ℃～45 ℃时生长最佳，0 ℃～4 ℃迅速死亡。包囊抵抗力较强，在 51 ℃～65 ℃ 8 个月仍有活力，在 −20 ℃能生存 4 个月以上。包囊还能耐受高浓度游离氯。人在江河湖塘中游泳或用疫水洗鼻时，阿米巴进入鼻腔，增殖后穿过鼻黏膜和筛状板，沿嗅神经上行入脑，侵入中枢神经系统，引起原发性阿米巴脑膜脑炎。开始有头痛、发热、呕吐等症状，迅速转入谵妄、瘫痪、昏迷，最快可在一周内死亡。其损害主要表现为急性广泛的出血性坏死性脑膜脑炎，

219 什么是阿米巴脑膜脑炎？

原发性阿米巴性脑膜脑炎，多是由福氏纳格里阿米巴引起的中枢神经系统感染性疾病。全球第一例是 1967 年报道的，国内首例是 1979 年报道的。因该病大多起病急、进展快、病情凶险、预后差而备受关注。该病在世界各地有散发，也有呈现慢性表现，但发病例数尚少。

福氏纳格里阿米巴是一种自由生活的阿米巴，在自然界广泛存在，见于土壤、水体（淡水、微咸水与天然温泉）和空气中。如自来水系统有军团菌

污染，更有利于本虫的生存。

人多是在接触污水（如在池塘洗澡、游泳、戏水）时受感染，多见于夏秋季。患者多为少年与青年。本病出现临床症状者只是少数，多数为亚临床型感染。急性型，潜伏期为 5~7 天之间。起病急，前驱期可能有鼻塞、流涕与咽痛。随后患者出现头痛、低热，并逐渐加重，头痛剧烈、呕吐与高热，伴有味觉、嗅觉功能减退，颈项强直。1~2 天后，出现嗜睡、谵妄、局部性或全身惊厥，甚至癫痫大发作，精神错乱。2~4 天后，转变为瘫痪与昏迷，大多数在发病后 1 周左右死于呼吸衰竭与心力衰竭，病死率高。慢性型，起病缓慢，潜伏期长短不一，病程可迁延数月至 3 年，最后大多病例死于脑膜脑炎。

220 什么是肉芽肿性阿米巴脑炎？

肉芽肿性阿米巴脑炎是由自由生活的棘阿米巴原虫引起的以肉芽肿性病变为突出表现的中枢神经系统受损疾病。

棘阿米巴引起的肉芽肿性阿米巴脑炎以占位性病变为主，病灶中滋养体和包囊可同时存在，肉芽肿性改变为其病理特征。肉芽肿阿米巴脑炎可发生脊索感染，患者会出现头痛、颈部僵硬、反胃呕吐、疲惫、思维混乱、对周围的人和环境缺乏反应、失去平衡感及对身体的控制、癫痫和出现幻觉等症状，病程超过数周，通常会死亡。

221 什么是棘阿米巴角膜炎？

棘阿米巴角膜炎是由自由生活棘阿米巴属引起的一种严重的致盲性角膜疾病，以眼球剧烈疼痛与角膜基质环形浸润，进行性角膜炎和角膜溃疡为临床特点。该病于 1974 年由英国人首先报道。该病原本是一种少见的原虫病，但由于使用角膜接触镜的人数增加，如今成为一种并非少见的医源性感染的眼科疾病。此处，游泳时通过污染角膜而致慢性或亚急性角膜炎和溃疡，患者眼部有异物感，畏光、流泪、视物模糊等症状，反复发作可致角膜溃疡甚至穿孔。

222 棘阿米巴角膜炎的临床表现与危害？

早期，自觉有鼻塞、流涕、咽部不适、异物感，视物模糊，畏光流泪，一旦眼角膜形成感染，常出现剧烈眼痛，其程度常超过当时的炎症程度。检查时可见角膜表面粗糙，光泽差。随后视力明显下降，角膜混浊，有溃疡形成，典型者呈白色环状或半圆状，环状病变中央的角膜基质仍透明。有或无分泌物，角膜知觉减退。中期，部分患者出现并发症。此时极易合并细菌感染，可有前房积脓，有的还可伴发弥漫性或结节性巩膜炎、虹膜粘连。晚期，继发为青光眼、白内障。总之，病程呈进行性，常常在短暂缓解后又加重，但角膜病变以单眼多见。

223 游泳会感染阿米巴病吗？

波兰学者在其西北部奥得河下游调查了 10 个室内和 3 个室外温水游泳池，均分离出棘阿米巴，其中 5 个室外游泳池分离的虫株表现出对小鼠的致病性，不同的虫株可分别引起脑、肾、肝、肺等不同脏器的病变。在印度有研究者在游泳池和温泉水样中也分离出致病性自由生活阿米巴。

在国内，杨晨和郎所从热电厂冷却水中首次分离出 1 株能引起小鼠死亡的致病性自由生活阿米巴。彭晓谋等首次从长沙两处自然水系中分离出 2 株致病性和 1 株非致病性自由生活阿米巴。但事实上在湖水、温泉，甚至较脏的游泳池里，阿米巴原虫几乎到处都有，它们以沉积物中的水藻和菌类为食。因此，在不清洁的游泳池或者浅水里游泳有可能会感染致病性自由生活阿米巴病。

224

什么是贾第虫病？

贾第虫病是由蓝氏贾第鞭毛虫感染引起以腹泻和消化不良为主要症状的人兽共患寄生虫病，已被列为全世界危害人类健康的十种主要寄生虫病之一。因其曾在旅游者中引起腹泻，有"旅游者"腹泻之称，呈全球分布。

225

贾第虫对人体有哪些危害？

贾第虫的致病机制尚不十分清楚，但宿主的免疫状态、营养状况等与组织的损伤程度有直接关系，感染后可导致慢性腹泻和吸收不良等严重临床症状。

重症感染得不到及时治疗的儿童因病程很长，常导致营养吸收不良和发育障碍。贾第虫偶可侵入胆道系统，引起胆囊炎或胆管炎。HIV/AIDS 感染者，病情严重，持续性腹泻，一天可高达数十次。

226

人体感染了贾第虫有哪些表现？

人感染贾第虫后，潜伏期平均为 1~2 周，最长达 45 天。急性期表现为恶心、厌食、腹痛和全身不适，或伴低热或寒战。突发恶臭水泻、偶见黏液、无脓血，胃肠胀气，呃逆和上中腹部痉挛性疼痛。婴幼儿病程可持续数月，可致营养不良、脂肪泻、贫血、衰弱、发育障碍等。亚急性期表现为间歇性软便（或粥样），恶臭、伴腹胀、痉挛性腹痛，或伴恶心、厌食、嗳气、头痛、便秘和体重减轻等。慢性期表现为周期性稀便，甚臭，反复发作，病程可长达数年而不愈。

227

怎样预防贾第虫病？

一是加强粪便管理和保护水源，防止人畜粪便污染水源和食物。二是加强饮水消毒处理和改进饮水处理工艺，定期检测饮水中贾第虫污染情况，建立监测和预警系统。三是养成良好的卫生和饮食习惯，不喝生水，在儿童聚集场所（托儿所、幼儿园和小学）及养老院加强饮食卫生，防止病从口入。

228

怀疑自己得了贾第虫病怎么办？

可以到医院就诊，检查粪便，并根据病史、临床症状及粪便中查到贾第鞭毛虫滋养体或包囊可确诊。但须与细菌性痢疾、病毒性肠炎、阿米巴痢疾及肠毒性大肠埃希菌感染等作鉴别。

229

什么是结肠小袋纤毛虫病？

结肠小袋纤毛虫是最大的人体原虫，该虫寄生于人体结肠，可侵犯宿主的肠壁组织，引起结肠小袋纤毛虫病。该病的流行特征和致病与溶组织内阿米巴相似，引起宿主痢疾，偶尔造成肠外感染。

猪是结肠小袋纤毛虫病最重要的传染源，不少病例有与猪接触的病史，人通过食入被包囊污染的食物或饮水，因此预防重点为加强卫生宣传教育，管好人粪、猪粪，对粪便进行无害化处理，避免虫体污染食物或水源。甲硝唑治疗结肠小袋纤毛虫病患者效果良好，其他药物包括小檗碱、四环素、双碘喹啉等。

第五篇

土源性寄生虫病

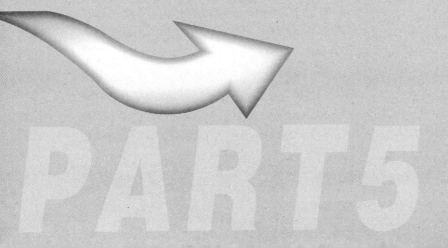

PART5

230

什么是土源性寄生虫病？常见病种有哪些？

土源性寄生虫病是指土源性寄生虫寄生于人体所致的一类疾病，包括土源性线虫病和某些肠道原虫病。常见土源性寄生虫病包括：蛔虫病、鞭虫病、钩虫病、蛲虫病、肝毛细线虫病、艾氏同杆线虫病、人肠毛滴虫病等。

231

土源性寄生虫病的传播为什么无需中间宿主？

寄生虫在离开传染源后，经过特定的生活发育阶段侵入新易感者的过程，成为寄生虫病的传播途径。土源性寄生虫经过土壤等自然环境发育就能直接使人感染，故而无需中间宿主。

232

蛔虫病是怎样感染和传播的？

蛔虫病主要感染途径是经口摄入感染性虫卵。主要传播方式是：①使用未经无害化处理的人粪施肥，接触被虫卵污染的土壤和农作物；②在流行区，部分儿童随地大便，虫卵污染地面；③鸡、鸭、狗及苍蝇等携带虫卵传播；④生食或食用未洗净被虫卵污染的瓜果蔬菜；⑤饮用被虫卵污染的生水；⑥切菜时生熟食未分开，砧板和刀具被虫卵污染；⑦吸附于灰尘的虫卵入口；⑧未洗手依附于手指上的虫卵被食入；⑨暴雨、泥石流等自然灾害发生时，流行区厕所内粪水溢出导致虫卵播散到周围环境。

233

蛔虫的生活周期是怎样的？

蛔虫的成虫寄生在人体的小肠内，虫卵随排便排出，受精的虫卵在潮湿、荫蔽、氧气充足和温度适宜的土壤中，经过约2周，卵细胞发育形成幼虫，再经过1周，幼虫在卵内蜕皮1次，发育成第二期幼虫，成为感染性虫卵。人感染虫卵后数小时内幼虫即可从卵内脱壳。孵出的幼虫侵入小肠黏膜和黏膜下层，进入肠壁的小静脉或淋巴管，通过门静脉系统到达肝脏，再经过右心到达肺部，穿过肺泡毛细血管进入肺泡，在此完成第二、第三次蜕皮，发育成第四期幼虫。然后幼虫沿支气管、气管到咽部，经宿主吞咽从食管、胃进入小肠，在小肠内第四次蜕皮发育成童虫，再经过4~5周发育为成虫。

234

为什么说蛔虫病是典型的"行为性疾病"？

蛔虫具有经粪—口感染的特征，蛔虫的感染和传播，完全取决于人的行为。个体缺乏对蛔虫病的危害和预防保健知识的了解和掌握，缺乏自我防病意识，以及不良的行为习惯和生活方式是导致蛔虫病的重要原因，所以蛔虫病是典型的"行为性疾病"。

235

大量蛔虫幼虫感染为什么会导致肺炎？

经口摄入大量的感染性蛔虫卵后，逐步进入肺泡，并发育成第四期幼虫。幼虫移行可机械损伤肺微血管破裂而出血，并有嗜酸性粒细胞和中性粒细胞为主的细胞浸润性炎症发生，引起慢性嗜酸细胞性肺炎，是肺嗜酸粒细胞浸润症中的一种，临床上以肺部症状为主，可伴有全身表现，如发热、咳嗽、哮喘、血痰；血中嗜酸性粒细胞比例增高，胸部 X 线检查可见肺浸润性病变，病灶时有游走现象。重度感染时可出现肺水肿、肺出血等现象。多数感染者一般在 1～2 周内自愈。

236 寄生在人体内的蛔虫成虫会有什么损害？

主要损害有：一是消耗宿主营养。成虫寄生于人体小肠以未消化完全的乳糜液为营养，从而部分掠夺了人体摄入的营养物质。二是影响宿主对营养的吸收。成虫以游离方式寄生于肠道，可因虫体较多及活动频繁而机械性损伤宿主肠黏膜，甚至炎症发生，导致人体的消化和吸收功能障碍而影响对蛋白质、脂肪、糖类及维生素 A、维生素 B_2 和维生素 C 的吸收，进一步加重营养不良。严重感染者还可出现发育障碍。有时患者出现恶心、呕吐、脐周腹痛及腹泻的症状，则与肠黏膜受损和肠壁炎症影响到肠蠕动有关。三是超敏反应。蛔虫代谢分泌物是一类变应原，被人体吸收后引起 IgE 介导的超敏反应症状。如荨麻疹、皮肤瘙痒、视神经炎等表现，严重者可出现蛔虫中毒性脑病。

237 感染蛔虫后常出现哪些并发症？

蛔虫感染引起的并发症与其习性有关。蛔虫的螺旋式扭结习性或寄生数量较多时可对人体肠道引起机械性或痉挛性肠梗阻、肠扭转或肠套叠；蛔虫的乱窜钻孔习性，常因受到高热或驱虫不当的刺激后在肠内乱窜，钻入胆道引起最为常见的胆道蛔虫病，钻入阑尾引起阑尾性蛔虫病；胆道内的成虫进一步穿破肝内胆管，经肝静脉进入右心房，引起肺动脉栓塞；虫体误入鼻咽通过鼻泪管反流至结膜囊，导致泪管蛔虫病；进入气管造成呼吸道阻塞；通过自然开口或肠道瘘口进入膀胱、尿道引起急性尿潴留；或通过胎盘，到达胎儿体内。蛔虫可穿过肠壁进入腹腔等部位，其虫体的残骸、虫卵等可致蛔虫性肉芽肿。另有罕见报道蛔虫成虫进入食管引起食管梗阻、进入肝内胆管引起肝破裂。

238 怎样确定感染了蛔虫？

首先确定患者在流行区的居住史，有参与可能导致蛔虫感染的生产活动和不良行为习惯。对蛔虫感染者和蛔虫病的确诊依赖于从粪便中查见蛔虫卵或在粪便或呕吐物及手术中发现蛔虫虫体。粪检虫卵的方法主要为直接涂片法，一粪多检或多次粪检均可显著提高检出率。此外，用饱和盐水浮聚法和沉淀法的检测效果更好。对于疑似感染者，可试行药物驱虫治疗，根据驱出的虫体也可进行确诊。当蛔虫幼虫在体内移行时，痰检检出幼虫亦可确诊。

239 蛔虫感染后治疗，吃"两片"肠虫清有效吗？

蛔虫治疗首选阿苯达唑片（商品名为肠虫清、抗蠕敏）。属于苯并咪唑类广谱驱虫药。该药能抑制虫体对葡萄糖的吸收，导致虫体糖原耗竭和抑制延胡索酸还原酶系统，使三磷酸腺苷（ATP）的产生受阻，以致虫体无法生存和生育。本药不仅对成虫有效，对虫卵和幼虫也有杀灭作用。成人400 mg（2片）顿服，14岁以下儿童剂量减半，蛔虫卵阴转率可达 $96\% \sim 100\%$。因此，蛔虫感染后，"两片"治疗十分有效。

240 怎样预防控制蛔虫病？

（1）加强健康教育，提高群众的防病意识。在流行区大力普及蛔虫病防治知识，提高自我防病意识。改变不良的生产、生活方式和行为习惯，做到不喝生水、不吃未洗净的蔬菜和瓜果。倡导科学的烹调方法，养成良好的饮食习惯。勿随地大小便，饭前便后洗手，勤剪指甲，经常保持手部清洁。

（2）控制传染源。人是唯一的传染源，及时治疗和集体驱虫普治感染者，可有效达到控制和阻断蛔虫病传播和流行的目标。

（3）加强粪便管理，切断传播途径。不用新鲜粪便施肥，提倡无害化粪便施肥，积极推广使用卫生厕所和无害化厕所。

241 鞭虫病的流行特点是什么？

人体鞭虫感染与鞭虫病的流行特点均与蛔虫病相似，是一种常见的土源性线虫病，多发生于热带、亚热带及温带的气候温湿，经济落后，卫生条件差的地区，其感染率及致病性要比蛔虫的明显为低。鞭虫病流行在我国普遍存在，主要见于华北、华中、华南的农村地区，南方重于北方，农村多于城市，儿童多于成人。人体对鞭虫普遍易感，且能反复感染。在儿童患者中，婴儿或 6 月龄的均可见，4～6 岁年龄组为主要受感染对象。鞭虫感染来源主要为虫卵污染土源和地面、用人粪施肥种菜及苍蝇体表随带。人是鞭虫病流行传播的唯一宿主和传染源。人感染鞭虫是由于误食了被鞭虫感染性卵污染的泥土、食物和水而引起。

242 鞭虫的生活周期是怎样的？

鞭虫的生活周期是成虫寄生于人体回盲部，产出的虫卵随人体粪便排出体外，在环境适宜条件下发育成感染期虫卵，进而经多种方式经口进入人体消化道，在胃液和消化液作用下卵内幼虫孵出，侵入局部肠黏膜，数天后返回肠腔移行至盲肠处寄生，以纤细的头部侵入肠黏膜及黏膜下层摄取营养。幼虫发育至成虫需经 4 次蜕皮。在人体内从感染期虫卵到发育为成虫产卵的时间约为 2 个月。成虫在人体寿命为 1～3 年。

243

鞭虫病主要有哪些危害？

主要危害有：①肠壁黏膜损害。在鞭虫寄生的部位有炎症反应，周围黏膜有充血、水肿、糜烂、出血、溃疡、息肉形成等。②营养不良。主要见于严重感染的儿童，可引起体重下降，腹壁脂肪厚度减少，手、腕骨骼发育延缓等。③贫血。鞭虫感染可引起宿主慢性失血，既有肉眼可见便血，也可见隐性便血。

244

鞭虫感染者在肠镜检查中可呈现哪些特征？

肠镜检查被认为是诊断鞭虫病的有效方法，能准确观察到黏膜损伤情况和成虫形态。在鞭虫吸附处，其镜下黏膜相主要表现为：①镜下可观察到鞭虫体多位于回盲部，部分同时寄生于盲肠和升结肠，虫体1～30条不等，多为乳白色、呈蜷曲状，少数虫体有吸血现象，虫体固定呈暗红色，绝大多数头端埋入黏膜内，局部有充血、肿胀。②黏膜呈慢性炎症改变，炎症黏膜表现为点片状赤红、暗红充血、血管纹理模糊、黏膜水肿增厚、表皮剥脱、渗出、点状浅糜烂灶、溃疡，有的附有黏液。部分病例表现为结肠炎症与炎性息肉或其他大肠疾病（主要是大肠炎症性疾病）并存，这可能是造成误诊、漏诊的主要原因。③黏膜渗血，呈点状出血灶，少数新鲜渗血，不凝固。④部分病例的鞭虫寄生处大肠黏膜色泽正常。

245

钩虫的生活周期是怎样的？

成虫寄生于人体小肠上段，虫卵随粪便排出体外后，在温暖（25℃～30℃）、潮湿（相对湿度为60%～80%）、荫蔽、含氧充足的疏松土壤中，卵内细胞不断分裂，24小时内第一期杆状蚴即可破壳孵出，在48小时内进行第一次蜕皮，发育为第二期杆状蚴。此后，虫体继续增长，并可将摄取的食物贮存于肠细胞内。经5～6天后，虫体口腔封闭，停止摄食，咽管变长，进行第二次蜕皮后发育为丝状蚴，即感染期蚴。感染期蚴具有明显的向温性，当其与人体皮肤接触并受到体温的刺激后，虫体活动力显著增强，经毛囊、汗腺口或皮肤破损处主动钻入人体，时间需30分钟～1小时，感染期蚴侵入皮肤。钩蚴钻入皮肤后，在皮下组织移行并进入小静脉或淋巴管，随血流经右心至肺，穿出毛细血管进入肺泡。此后，幼虫沿肺泡并借助小支气管、支气管上皮细胞纤毛摆动向上移行至咽，随吞咽活动经食管、胃到达小肠。幼虫在小肠内迅速发育，并在感染后的第3～第4天进行第三次蜕皮，形成口囊、吸附肠壁，摄取营养，再经10天左右，进行第四次蜕皮后逐渐发育为成虫。

钩虫除主要通过皮肤感染人体外，也存在经口感染的可能性，尤以十二指肠钩虫多见。被吞食而未被胃酸杀死的感染期蚴，有可能直接在小肠内发育为成虫。若自口腔或食管黏膜侵入血管的丝状蚴，仍需循皮肤感染的途径移行。

246 钩蚴性皮炎是咋回事？有什么样的皮肤损害表现？

钩蚴性皮炎是指钩虫（感染期幼虫）经人体皮肤侵入后所引起的皮肤炎症表现。即钩虫丝状蚴侵入人体皮肤的数十分钟内，局部皮肤可出现有针刺、烧灼和奇痒感，进而出现充血斑点或丘疹，1～2天内出现红肿及水疱，搔破后可有浅黄色液体液出。若有继发细菌感染则形成脓疱，最后经结痂、脱皮而愈。这种皮炎表现俗称为"粪毒"。皮炎部位多见于与泥土接触的足趾、手指间等皮肤较薄处，也可见于手、足的背部。

247

人感染钩虫后为什么会出现消化道出血？

感染钩虫后引起患者消化道出血的原因包括以下几个方面：首先，虫体自身的吸血及血液迅速经其消化道排至宿主消化吸收道；其次，钩虫吸血时，其咬附部位黏膜伤口的渗血，其渗血量与虫体吸血量大致相当；第三，虫体更换咬附部位后，原伤口在凝血前仍可继续渗出少量血液。以上情况均可致消化道出血。根据寄生不同的部位，可以表现出吐血和便血。应用放射性同位素^{51}Cr等标记红细胞或蛋白质，测得每条钩虫每天所致的失血量，美洲钩虫为 0.02～0.10 ml。十二指肠钩虫可能因虫体较大，排卵量较多等原因，其所致失血量较美洲钩虫可高达 6～7 倍。

248

钩虫感染后为什么会出现贫血？

人体感染钩虫后，成虫寄生于人体小肠上段，用钩钩在肠壁上，导致肠壁损伤出血，同时分泌一种溶血毒素，使血液不凝固，导致出血不止，而以利于吸食血液。据统计，每条钩虫每天要吸血 0.1 ml，肠道内寄居的钩虫可有数百条至上千条，其累计失血量相当可观。人的血液由于被钩虫摄取及损伤出血，天长日久，就会贫血，产生一系列贫血症状。此种贫血是属于低色素性贫血或缺铁性贫血。

249

为什么少数钩虫感染的人会喜欢"吃土"（异嗜症）？

少数感染钩虫的患者可出现喜食生米、生豆，甚至泥土、煤渣、破布等异常表现，称为"异嗜症"。发生原因可能是一种神经精神变态反应，似与患者体内铁的耗损有关。大多数患者经服铁剂后，此现象可自行消失。

250

钩虫丝状蚴是如何侵入人体并到达小肠的？

具有感染性的丝状蚴一般存在于潮湿的泥土内或随雨水、露水爬到植物的茎叶上，聚集在农作物上的水滴中，当人皮肤接触到时，丝状蚴凭其活跃的穿刺能力，钻入人体皮肤。侵入皮肤的时间需 30 分钟～1 小时，进而经皮下毛细血管或淋巴管，随血流达到右心，然后进入肺毛细血管，再穿过肺毛细血管进入肺泡，随痰液经过支气管、气管到达咽喉部，再随痰液经过吞咽进入胃内，再进入小肠，以寄生于空肠上段和十二指肠为常见，在回肠上、中段也可见到；到达小肠的幼虫再经两次蜕皮后发育为成虫；雌虫交配后产卵。自丝状蚴钻入人体皮肤到在小肠内发育成熟产卵需 5～7 周。

251

怎样确诊钩虫感染？

钩虫病的临床症状无特异性，单靠临床症状难以确诊感染钩虫。在农村或矿区等钩虫病流行区域，有接触被污染钩蚴土壤，有田间劳作史或有生食污染有钩蚴的蔬菜瓜果史，患者有皮炎、咳嗽、哮喘发作者；有贫血、劳动力减退和食欲怪异者均应考虑有钩虫病可能，遇儿童营养不良或生长发育迟缓也应疑及本病，从患者粪便中找到钩虫卵予以确诊。

252

十二指肠钩虫和美洲钩虫治疗方案有何区别？

杀灭钩虫的药物种类很多，但常需多次治疗才能根治，两种钩虫对驱虫药的敏感性差异较大，目前多数驱虫药物在相同剂量下对十二指肠钩虫的疗效优于美洲钩虫，因此，驱除美洲钩虫时要适当增加药物剂量和延长疗程。

253

为什么积极治疗钩虫患者对控制传染保护健康人群有重要意义？

钩虫的生活史简单，没有中间宿主，只有带虫者和患者是传染源，对钩虫感染者驱虫治疗，既具有保护健康的临床意义，又有控制传染源的流行病学意义。目前用于治疗钩虫的苯并咪唑类药物不仅对成虫有效，且对虫卵和幼虫也有一定的抑制和杀灭作用，特别是群体化治疗，能减少感染对环境的污染，因此，积极治疗钩虫病患者对控制传染保护健康人群有重要意义。

254

什么叫蛲虫病？

蛲虫病是一种以引起肛门、会阴部瘙痒为特点的一种肠道寄生虫病。即蛲虫寄生于人体肠道，雌虫在患者熟睡时爬到肛门产卵刺激肛周和会阴皮肤出现瘙痒症状、影响人体身心健康。人体感染蛲虫者，城市高于农村，儿童多于成人。人是蛲虫唯一宿主，蛲虫感染者是蛲虫病的唯一传染源。寄生于人体肠道的蛲虫寿命虽短，但由于发生自身反复感染而出现迁延不愈现象。

255

人体感染蛲虫有哪些方式？

人感染蛲虫的方式：一是自身体外感染。指儿童因肛门瘙痒用手指去瘙痒可沾染虫卵，在进食或吮吸时吞入感染性虫卵。二是异体感染。指误食被感染性虫卵污染的食物和水，或感染性虫卵污染玩具或衣物后可随空气飞扬再经人体口鼻吸入咽部再咽下而感染。三是自身逆行感染。由于蛲虫产卵的习性是在患者肛门周围皮肤上，由雌虫产出的虫卵可在数小时内孵化出幼虫，并可自肛门逆行进入肠腔而引起的感染。

256

蛲虫病有哪些危害？

在蛲虫感染者中，约有 1/3 的人无明显症状。患有蛲虫病的儿童，常因雌虫夜间产卵刺激会阴部发生皮肤瘙痒而引起睡眠不安，有夜惊、哭闹、烦躁不安、失眠等现象。也可因奇痒抓破后造成肛门周围皮肤脱落、充血、皮疹、湿疹，甚而诱发化脓性感染。蛲虫还对肠壁神经末梢产生刺激，引起食欲减退、恶心、呕吐、腹痛、腹泻等症状。蛲虫病小儿的异嗜症状，最为常见，如嗜食土块、煤渣、食盐等。长期反复感染，会影响儿童的健康和学习。异位寄生时，可导致严重的后果，较为常见的是蛲虫雌虫侵入阴道后引起的阴道炎、子宫内膜炎、输卵管炎、盆腔炎等。也可侵入阑尾发生阑尾炎，甚至发生腹膜炎。

257

儿童感染蛲虫后为什么常说"屁股痒"？

蛲虫病最突出的表现是夜间肛门瘙痒，患儿夜间熟睡时，蛲虫爬出肛门，由于爬行的机械刺激和虫体分泌物的化学刺激，引起肛门皮肤奇痒。有时大人帮其擦屁股时可发现"小虫虫"即白色线头状蛲虫。

258

幼儿感染蛲虫后除驱虫外，还要怎样治疗？

蛲虫病必须采取预防与药物驱虫相结合，才能根治。患儿须穿满裆裤，防止手指接触肛门，每天早晨用肥皂温水清洗肛门周围皮肤。换下的内衣内裤应予蒸煮或开水浸泡后日晒杀虫，连续 10 天。肛门瘙痒或有湿疹，可每晚睡前洗净局部，用 10％鹤虱油膏或 2％氧化氨基汞软膏涂抹，可杀虫止痒，直到痊愈为止。蛲虫寿命较短，如能防止重复感染，则有自愈可能。

259

为何饭前便后洗手是预防土源性寄生虫病的重要措施?

手是人体的"外交器官",人们的一切"外事活动",它都一马当先,比如从事各种劳动、倒垃圾、刷痰盂、洗脚、穿鞋、擦大便等,都要用手来完成。因此,手就容易粘染上许多病原体微生物。有调查表明,一只没有洗过的手,至少含有 4 万～40 万个细菌。指甲缝里更是细菌藏身的好地方,一个指甲缝里可藏细菌 38 亿个之多。流感病毒可在潮湿温暖的手上存活 7 天。因此,手是很脏的。特别是传染病患者和一些表面健康实际身体内带有病原体者,常常把病原体传播到各种用品用具上,当健康人的手接触后,病原体来到你的手上。如果饭前便后不洗手,就可以把病原体带入口中,吃到肚里,这就是人们常说的"菌从手来,病从口入"。土源性寄生虫病同样如此,所以要养成勤剪指甲,饭前、便后、劳动后洗手的习惯。洗手可除掉黏附在手上的细菌和虫卵,用流水洗手,可洗去手上 80% 的细菌,如果用肥皂洗,再用流水冲洗,可洗去手上达 99% 的细菌。洗手中应注意不能几人同用一盆水,以免交叉感染,互相传播疾病,时间应超过 15 秒。

260

什么是肝毛细线虫病? 如何防治?

肝毛细线虫病是由肝毛细线虫寄生于肝而引起的少见寄生虫病。肝毛细线虫属于鼠类寄生虫。人感染是误食了含感染期卵污染的食物或水而引起。成虫寄生于肝脏,产卵于肝实质中,沉积的虫卵可引起肉芽肿反应或脓肿样病变,肉眼可见肝表面有许多点状珍珠样白色颗粒,或灰色小结节。脓肿中心可见完整或崩解成虫和虫卵及坏死组织与嗜酸性粒细胞、浆细胞和巨噬细胞浸润。临床表现:患者可有发热、肝脾大等症状,伴有嗜酸性粒细胞显著增多和低血红蛋白性贫血;严重者可出现嗜睡、脱水等,甚至死亡。本病诊断相当困难。肝组织活检病原体是最可靠的诊断方法。肝病患者伴有嗜酸性粒细胞显著增多者，可考虑用免疫学方法做进一步检查。抗病原的首选药物是甲苯哒唑，阿苯达唑可作为替代药。

261 什么是艾氏同杆线虫病？如何防治？

艾氏同杆线虫病是由一种营自生生活的艾氏同杆线虫侵入人体而引起的偶然性寄生虫病。艾氏同杆线虫常孳生于污水及腐败植物中。人体感染是人在污水中游泳、捕捞水产品而接触污水经泌尿道上行感染，或人误饮了含幼虫的污水而侵入人体经消化道所引起。从 1950 年始报道发现 1 例临床表现：本虫侵入消化系统常引起腹痛、腹泻，但亦可无明显的症状和体征；侵入泌尿系统可引起发热、腰痛、血尿、尿频、尿急或尿痛等泌尿系统感染症状，肾实质受损时可出现下肢水肿和阴囊水肿、乳糜尿，尿液检查有蛋白尿、脓尿、低相对密度尿和氮质血症。在尿沉淀物或粪便中发现虫体或虫卵是确诊本病的依据。本虫卵与钩虫卵相似，易混淆。成虫与粪类圆线虫极易混淆。治疗药物可用阿苯达唑、甲苯达唑等。预防本病关键是避免饮用污水或接触污水及腐败植物。

262 什么是人肠毛滴虫病？如何防治？

人肠毛滴虫病是由寄生于人体肠道的鞭毛虫而引起的一种原虫病。人感染是因误食了被该虫滋养体污染的食物或饮水而引起，也可由苍蝇等传播。寄生于肠道（多见于盲肠与结肠）的毛滴虫可引起肠黏膜充血、水肿与炎症反应，黏膜上皮细胞坏死脱落，淋巴滤泡小脓肿形成。当宿主抵抗力下降时，虫体更易大量繁殖，病变明显加重。大量虫体释放的溶酶体酶可使肠黏膜上皮细胞变性、坏死，出现腹泻。本病以夏秋季为多，主要临床症状是腹泻，拉稀糊便，可带黏液，每天数次至十余次，可伴恶心、呕吐、腹痛、腹胀、食欲减退等表现。病程由数小时至 20 余年不等。人毛滴虫还可寄生于胆道引起右上腹阵发性疼痛，恶心呕吐、发热及白细胞计数增高等。从粪便和胆汁中查找虫体是明确诊断的依据。病原治疗药物首选甲硝唑，儿童分 3 次或 4 次服，5～7 天为 1 个疗程，即期疗效达 100％，近期疗效也达 95％。此外，还可用替硝唑，或用奥硝唑顿服。新药塞克硝唑，1 次顿服亦有良好疗效。

第 六 篇

虫媒寄生虫病

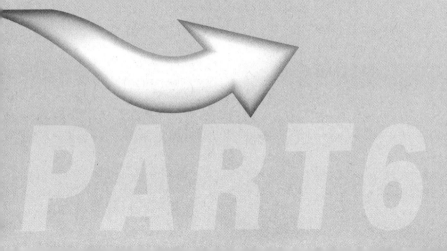

PART6

263

什么是虫媒寄生虫病？

由节肢动物传播给人的疾病称为虫媒病。引起疾病的病原体包括细菌、立克次体、病毒和寄生虫等。这些病原体多数为动物源性的，经节肢动物传播给人，形成动物和人之间传播的人兽共患疾病。由医学节肢动物传播的病原体如为寄生虫所引起的疾病被称为虫媒寄生虫病。广义地说可包括经节肢动物机械性传播的和生物性传播的两类。严格地说，虫媒寄生虫病主要指的是生物性传播的寄生虫病。例如疟疾、丝虫病和黑热病等。

264

什么叫医学节肢动物？

凡是危害人类健康的节支动物均可称之为医学节肢动物。其危害方式包括骚扰、螫刺、毒害、寄生及传播病原体等方面。

265

医学节肢动物的主要特征有哪些？

医学节肢动物的主要特征是：①躯体和附肢（如足、触角、触须等）分节，结构对称；②体表骨骼化，由几丁质及醌单宁蛋白组成，又称外骨骼；③循环系统开放式，体腔称为血腔，含有无色或不同颜色的血淋巴；④发育过程多数具有蜕皮和变态现象。

266

医学节肢动物的主要类群有哪些？

节肢动物门常分为 13 个纲，其中与医学有关的节肢动物主要有蛛形纲、昆虫纲、甲壳纲、唇足纲、倍足纲 5 个纲，其中最重要的是蛛形纲（如疥螨、尘螨、革螨、恙螨、硬蜱、软蜱等）和昆虫纲（如蚊、蝇、蚤、虱、蜚蠊、白蛉等）。

267

医学节肢动物对人体的危害有哪些？

医学节肢动物对人体的危害包括两个方面，即直接危害和间接危害。所谓直接危害是指由节肢动物对人体直接骚扰、吸血、螫刺、毒害、寄生和由其引发的过敏反应等所导致的节肢动物源性疾病；间接危害是指节肢动物作为媒介传播病原体导致的虫媒病。

268

对人体骚扰和吸血的常见节肢动物有哪些？

多种节肢动物，如蚊、白蛉、蚋、蠓、虻、臭虫、虱、蜱、螨等均能叮刺吸血，尤其在其种群数量高峰季节，常常侵袭骚扰人体。被叮咬处有痒感，重者出现丘疹样荨麻疹，影响工作和睡眠。如人头虱，主要寄生在人头上毛发部位，其若虫和雌、雄成虫均嗜吸人血。虱叮咬后，人体局部皮肤可出现瘙痒和丘疹，瘙痒难耐被搔破后可继发感染。

269

可螫刺和毒害人体的常见节肢动物有哪些？

某些节肢动物有毒腺、毒毛或有毒体液，螫刺时可将毒液注入人体而使人受害。轻者螫刺局部出现短暂的红、肿、痛等；重者可引起全身症状，甚至休克死亡。如桑毛虫、松毛虫的毒毛及毒液，可触刺皮肤，毒液外溢引起局部刺痒、水肿、斑丘疹等。如有些毒蜘蛛在受惊扰时出现防卫螫刺反应，毒液注入人体后，局部可出现疼痛、烧灼感或坏死，严重时可引起全身神经麻痹、心律不齐，甚至出现多器官充血及血管内血栓的形成，可致死。某些蜱类分泌的毒素，可引起宿主运动神经元麻痹、肌肉无力、运动失调，最后导致患者吞咽困难、延髓麻痹、呼吸衰竭而死亡。

270

可引起过敏反应的常见节肢动物有哪些？

节肢动物的涎腺、分泌物、排泄物和脱落的表皮均是异源性蛋白，可引起过敏易感体质的人群超敏反应。如尘螨可引起哮喘、鼻炎等；革螨和恙螨引起螨性皮炎等。

271

可寄生于人或家畜的常见节肢动物有哪些？

某些节肢动物可以直接寄生于人畜体内或体表引发疾病。如有些蝇类幼虫侵入宿主体内器官或体表可引起蝇蛆病；疥螨寄生在宿主表皮角质层可引起疥疮；蠕形螨寄生于毛囊引起蠕形螨病；某些仓贮螨类如粗脚粉螨、腐酪食螨、粉尘螨、屋尘螨等经呼吸道吸入可引起肺螨症等。

272 什么是虫媒机械性传播？

机械性传播是指节肢动物对病原体的传播仅起着携带、输送的作用。病原体可以附着在节肢动物的体表、口器或经节肢动物消化道散播，通过污染的食物、餐具等方式，机械性地由一个宿主传播到另一个宿主，但病原体的形态和数量均不发生变化。如蝇传播肠道寄生虫病、伤寒、细菌性痢疾、霍乱等疾病。

273 什么是虫媒生物性传播？

生物性传播是指病原体在节肢动物体内经历发育和（或）繁殖阶段后，才具有感染性，然后再被传播到新的宿主。

274 虫媒生物性传播的方式主要有哪些？

根据病原体在节肢动物体内的发育与繁殖的情况，将此种传播方式分为以下4类：①发育式。病原体在节肢动物体内只有发育而无繁殖过程，即病原体在节肢动物体内仅有形态结构及生理特性的变化，无数量增加。如丝虫幼虫在蚊体内的发育。②繁殖式。病原体在节肢动物体内只有繁殖，数量增多，但无形态变化，节肢动物仅为病原体繁殖的场所。例如黄热病毒、登革病毒在蚊虫体内，恙虫病立克次体在恙螨体内，鼠疫耶氏菌（鼠疫杆菌）在蚤体内的繁殖等。③发育繁殖式。病原体在节肢动物体内，不仅发育而且繁殖，病原体既有形态上的变化，也有数量上增加。此类病原体只有在虫媒体内完成发育和繁殖过程后才能传染给人。如杜氏利什曼原虫在白蛉体内、疟原虫在按蚊体内的发育和繁殖等。④经卵传递式。某些病原体在节肢动物体内繁殖，并侵入卵巢，经卵传递给下一代，产生众多的具有感染性的后代，引起病原体的广泛播散。如恙螨幼虫叮刺宿主感染恙虫立克次体后，病原体可经成虫产卵传递给下一代幼虫并使之具有感染性。硬蜱体内的森林脑炎病毒、蚊体内的乙型脑炎病毒、软蜱体内的回归热螺旋体等都可经卵传递。

275 如何防制医学节肢动物？

多数医学节肢动物，其繁殖力和对外界环境适应力强、生态习性复杂、种群数量大，对其防制仅依赖单一措施很难奏效，往往需要采取多种措施综合防制。医学节肢动物的防制是从医学节肢动物与生态环境、社会条件的整体观点出发，采取综合防制措施，降低节肢动物的种群数量或缩短其寿命，将节肢动物的种群数量控制在不足以传播疾病的程度。

276 医学节肢动物的环境防制措施主要有哪些？

环境防制是根据媒介节肢动物的孳生、栖息、行为等习性及其他生态学特点，通过合理的环境治理，减少或清除虫媒的孳生从而达到预防和控制虫媒病的目的。同时，也要注意益虫和天敌的生存环境的保护。具体措施有：①环境改造与治理，如基础卫生设施的改造和修建，排水、翻缸倒罐、沟渠修整、填堵洞穴，消除媒介动物孳生地等；进行粪便无害化处理等。②改善人群居住条件，搞好环境卫生，养成个人良好的生活卫生习惯，以减少或避免人—媒介—病原体三者的接触机会，防止虫媒病的传播。

277 医学节肢动物的物理防制措施主要有哪些？

物理防制是利用各种机械、热、光、声、电、放射线等方法，以捕杀、隔离或驱赶节肢动物。物理防制方法使用方便、无污染、无抗药性。如安装纱窗、纱门以防昆虫进入室内；挂蚊帐防止蚊虫叮咬；采用捕蝇笼、捕蝇纸诱捕蝇类；利用灯光、声波和紫外线等诱杀、诱捕或驱避医学节肢动物；高温灭虱、灭臭虫等。

278 医学节肢动物的化学防制杀虫剂主要有哪些？

化学防制是指使用天然或合成的、对节肢动物有害的化学物质，毒杀、诱杀或驱避节肢动物。化学防制虽然存在环境污染和抗药性等问题，但其普遍具有使用方便、见效快、适宜大面积使用等优势，所以仍然是目前病媒节肢动物综合防制的常用方法。常用的化学杀虫剂主要有：①有机氯类。如DDT、六六六等。这类杀虫剂结构简单、易合成、价格低廉、广谱，曾在全世界的防疟中发挥重要作用。但由于其化学性质稳定，在自然界和人、动物体内容易累积，并且污染环境，因而在世界范围内已经被禁止或限制使用。②有机磷类和氨基甲酸酯类。为目前使用较多的杀虫剂。一般具有快速触杀和胃毒作用，有的兼具空气触杀或内吸、熏杀作用。主要用于疫区、垃圾处理场及公共场所等地方。代表品种有敌敌畏、马拉硫磷、敌百虫、倍硫磷、辛硫磷等。③拟除虫菊酯类。大多数产品对病媒节肢动物有强烈的触杀、快速击倒、熏蒸和驱赶作用，而且具有高效广谱，低毒，易降解，不污染环境等优势，是目前防制家庭、畜舍及仓贮害虫的理想药剂，适合应用于多种公共卫生场所。常用产品有胺菊酯、丙烯菊酯、二氯苯醚菊酯、苄呋菊酯、溴氰菊酯等。④昆虫生长调节剂。生长调节剂通过干扰或阻碍节肢动物的正常发育而致其死亡。调节剂的优点是生物活性高，特异性强，对非靶标生物无毒或毒性小。代表产品有甲氧保幼激素和灭幼脲等。

279

医学节肢动物的生物防制方法主要有哪些？

生物防制是指利用其他生物（如捕食性天敌、致病性微生物或寄生虫等）或生物的代谢产物来控制医学节肢动物的方法。其特点是特异性强、对病媒节肢动物有长期抑制作用，对非靶标生物无害，无环境污染等，目前已成为医学节肢动物防制的发展方向之一。生物防制主要有：捕食性生物，如养鱼以捕食蚊幼虫等；致病性微生物，如真菌（绿僵菌）、细菌（苏云金杆菌）；致病性原虫（微孢子虫）、线虫（索虫）、寄生蜂等。

280

医学节肢动物的遗传防制方法主要有哪些？

遗传防制是通过改变或移换节肢动物的遗传物质，以降低其繁殖势能或生存竞争力，从而达到控制或消灭某个种群的目的。目前遗传防制主要处于实验阶段。如释放大量经射线照射、化学剂、杂交等方法处理后的绝育雄虫或转基因雄虫，使之与目标种群中的自然雄虫竞争与雌虫交配，产出未受精卵，阻断种群自然发育。另外，也可以尝试通过释放遗传变异的病媒物种，与目标种群交配，使种群自然递减。

281

医学节肢动物的法规防制措施主要有哪些？

法规防制是指利用法律、法规或条例，防止病媒节肢动物传入本国或携带至其他国家或地区。对某些重要节肢动物实行监管，或采取强制性消灭等措施，通常包括卫生监督、检疫和强制防制等方面。

282

蚊虫可传播的疾病主要有哪些?

蚊虫可传播的疾病主要有疟疾、丝虫病、流行性乙型脑炎、登革热等。

283

蚊虫的种类有哪些?

蚊属于双翅目、蚊科,是一类最重要的医学昆虫。蚊分布广、种类多,几乎有人类的地方即有蚊类的存在。迄今为止,全世界已记录蚊有 3 亚科,38 属,3350 多种和亚种。我国的蚊类目前也已发现 18 属近 400 种,其中按蚊、库蚊、伊蚊 3 个属的蚊种占半数以上,它们与人类疾病关系也最密切。

284

蚊虫的孳生环境类型有哪些?

成蚊产卵的地点即是幼虫的孳生地,蚊孳生地的不同在防制上有重要的意义。各种蚊虫的孳生环境可分为 5 种类型:①稻田型。主要为稻田、沼泽、芦苇塘、池塘、沟渠、草塘、人工湖等大面积清洁静水中的环境,以嗜人按蚊、中华按蚊和三带喙库蚊孳生为主。②缓流型。主要为清洁的小溪、灌溉沟渠、积水梯田、溪床、渗水坑等岸边草丛缓流的环境,是微小按蚊孳生地。③丛林型。主要为丛林浓荫下的山溪、蔽荫的山涧溪床、泉潭、石穴等小型清洁积水的环境,是大劣按蚊孳生地。④污水型。主要为洼地积水、阴沟、下水道、污水坑、沙井、浅潭、积肥坑、污水池等污染积水的环境,是淡色库蚊和致倦库蚊的孳生地。⑤容器型。主要为人工容器(如缸、坛、罐、桶、盆、瓶、碗、盒、废旧轮胎、石穴等)和植物容器(如树洞、竹筒、椰子壳等)积水的环境,是埃及伊蚊和白纹伊蚊的孳生地。

285

蚊虫的栖息习性有哪些类型？

蚊虫栖息习性可分为 3 种型：①家栖型。如淡色库蚊、嗜人按蚊，吸饱宿主血后仍停留室内，待胃血消化、卵巢成熟后才飞离房舍，寻找产卵场所。②半家栖型。如中华按蚊、日月潭按蚊，吸血后稍在室内停留，然后飞出室外栖息。③野栖型。如大劣按蚊的吸血至产卵完全在野外完成。

蚊栖息习性分型并非绝对，即使同一蚊种，因地区、季节或环境的不同，其栖性也会变化。了解蚊的栖息习性，与制定灭蚊措施及考核灭蚊效果密切相关，例如应用杀虫剂对家栖型蚊种滞留喷洒有效，而对野栖型却无效。

286

我国重要的传病蚊种有哪些？其分布情况如何？

我国重要的传病蚊种有：①中华按蚊。分布于除青海和新疆以外的全国各地区，是我国平原地区特别是水稻种植区疟疾和马来丝虫病的主要传播媒介，也是班氏丝虫病的次要媒介。②嗜人按蚊。为我国独有蚊种，分布在北纬 34°以南，东经 100°以东的山区和丘陵地带，是最重要的疟疾媒介，也是马来丝虫病的主要传播媒介。③微小按蚊。分布在北纬 33°以南的山地和丘陵地区，是南方山区、丘陵地区疟疾的重要传播媒介。④大劣按蚊。为海南山林和山麓地区疟疾的重要媒介。⑤淡色库蚊与致倦库蚊。淡色库蚊最南端的分布是 33°北纬，主要分布在长江流域及以北地区；致倦库蚊最北端的分布是北纬 33°（秦岭以东），主要分布在南方广大地区。两者都是"家蚊"，是城市灭蚊的主要蚊种，也是我国班氏丝虫病的主要传播媒介。⑥三带喙库蚊。除新疆、西藏以外遍布全国各地区，是流行性乙型脑炎的重要传播媒介。⑦白纹伊蚊。分布广泛，以北纬 34°以南为常见，是登革热的重要媒介，也能传播乙型脑炎。

287

白蛉主要传播哪种寄生虫病？

白蛉除叮人吸血外，能传播多种疾病，在我国可传播杜氏利什曼原虫，引起内脏利什曼病。国内主要传播媒介为中华白蛉，其次为长管白蛉、亚历山大白蛉与吴氏白蛉等。

288

蝇可传播哪些疾病？

蝇最重要的是以机械性方式传播多种寄生虫、细菌和病毒等疾病。如痢疾、伤寒、副伤寒、霍乱、结核病、脊髓灰质炎、病毒性肝炎、肠道原虫病与蠕虫病、沙眼和结膜炎、炭疽、螺旋体病等。也可以生物性传播方式传播疾病如舌蝇可传播流行于非洲的人体锥虫病。冈田绕眼果蝇是结膜吸吮线虫的中间宿主。还可以幼虫寄生引起蝇蛆病。

289

依据寄生部位蝇蛆病可分哪些类型？

依据寄生部位的不同蝇蛆病可分以下类型：①皮肤蝇蛆病。以纹皮蝇和牛皮蝇幼虫引发的病例最多，多发生于牧区。当雌蝇产卵于人的衣服或毛发上，孵出的幼虫钻入皮下移动，形成间歇性、游走性皮下疖样肿块，最终幼虫向表皮移动并开孔逸出。侵犯部位以头、胸部最多。②眼蝇蛆病。以狂蝇属和鼻狂蝇属的 1 龄幼虫所致病例最多。蝇在飞行过程直接冲撞人或动物的眼部，将幼虫产于眼结膜和角膜上导致急性结膜炎或角膜溃疡。国内报道致人体眼部感染的蝇类有羊狂蝇、宽额鼻狂蝇、紫鼻狂蝇等。③胃肠道蝇蛆病。通常因人误食被蝇卵或幼虫污染的食物或饮水所致。患者可有恶心、呕吐、腹痛等消化道症状，可在呕吐物或粪便中发现蝇蛆。国内报道的致病蝇种有家蝇、厩腐蝇、夏厕蝇及麻蝇科、丽蝇科和胃蝇科的一些蝇种等。④耳、鼻、咽和口腔蝇蛆病。常因患病器官有臭味分泌物，引诱蝇类产卵或幼虫而致病。国内报道的致病蝇种有家蝇、厩腐蝇、大头金蝇、丝光绿蝇、叉丽蝇、铜绿蝇、黑尾黑麻蝇、羊狂蝇、黑须污蝇和蛆症金蝇等。⑤泌尿生殖道蝇蛆病。可因尿道或阴道分泌物的臭味诱蝇产卵或幼虫而致病。国内报道的致病蝇种有家蝇、夏厕蝇、元厕蝇、丝光绿蝇、大头金蝇、铜绿蝇和棕尾别麻蝇等。⑥创伤蝇蛆病。由于创伤出血、伤口化脓所发出的异味诱蝇产卵或幼虫而致病。国内报道的致病蝇种以蛆症金蝇的病例较多，另外还有家蝇、黑须污蝇、陈氏污蝇、丝光绿蝇、红头丽蝇和肥须亚麻蝇等。

290 蚤传播的疾病主要有哪些？

蚤传播的主要疾病如下：①鼠疫。病原体是鼠疫耶氏菌，由蚤类在啮齿动物之间传播。人类接触带菌动物或经蚤类叮咬而感染。当蚤吸入病鼠血后，该菌在蚤前胃的刺间增殖形成菌栓，引起前胃不完全栓塞或栓塞。当栓塞时，蚤再次吸血时血液不能进入胃内，反而携带病菌回流到宿主体内，使其感染。受染蚤因饥饿而吸血频繁，使更多宿主感染。黄鼠、旱獭、长爪沙鼠和黄胸鼠等13种动物为主要贮存宿主。印鼠客蚤、谢氏山蚤和人蚤等18种（亚种）为主要媒介。目前，偶有人体感染报道。②地方性斑疹伤寒又称鼠型斑疹伤寒。病原体是莫氏立克次体，主要在鼠类与寄生蚤类之间循环。目前该病在国内已基本控制。③绦虫病。印鼠客蚤、犬栉首蚤、猫栉首蚤和人蚤等可作为微小膜壳绦虫的中间宿主；具带病蚤、缓慢细蚤、犬栉首蚤、人蚤等可作为缩小膜壳绦虫的中间宿主；犬栉首蚤、猫栉首蚤等可作为犬复孔绦虫的中间宿主。人可因误食蚤类而感染。

291 虱的种类有哪些？

虱属吸虱目，是鸟类和哺乳动物的体外永久性寄生昆虫。虱的发育各期都不离开宿主。虱体小、无翅、背腹扁平，足末端具有特殊的攫握器。寄生于人体的虱有两种，即人虱和耻阴虱。人虱又分为两个亚种，即人头虱和人体虱。

292 虱传播的疾病主要有哪些？

虱可传播：①流行性斑疹伤寒。由普氏立克次体引起的急性传染病，主要通过人体虱传播。患者自潜伏期末 1～2 天直至退热后数天均有传染性。虱吸食患者血后立克次体侵入虱胃上皮细胞并大量增殖，数天后上皮细胞破裂，病原即随同虱粪一同排出。当虱再吸他人血时，虱粪污染皮肤伤口，或由于虱体被压破后立克次体经伤口侵入体内而致感染，普氏立克次体在虱粪中可存活 66 天之久，因此亦有可能借呼吸或手污染眼结膜而受染。②战壕热。是由人虱传播五天热类立克次体引起的急性发热性疾病。本病症状与流行性斑疹伤寒相似而较轻，但病程较长。人体感染方式也与流行性斑疹伤寒相似，只是立克次体只能在胃内或上皮细胞表面繁殖，不侵入细胞内。③回归热。是一种周期性发作的急性发热传染病。其病原为俄拜氏疏螺旋体，随患者血液被虱吸入后 5～6 天可穿过胃壁进入血腔，并大量繁殖。其传播方式是虱体被碾破后体液中的病原经伤口进入人体而致的。

293 蜱传播的主要疾病有哪些？

蜱传播的主要疾病有：①森林脑炎又称俄罗斯春夏脑炎。病原体是森林脑炎病毒。该病分布于黑龙江、吉林、内蒙古、新疆和云南等地的林区。本病主要流行于春、夏季节。多种哺乳动物和鸟类是保虫宿主。硬蜱为传播媒介。人、兽经感染性蜱叮刺而感染，也可通过食用染毒的羊、牛奶及未消毒的乳制品感染。②新疆出血热。病原体是克里米亚-刚果出血热病毒。该病分布于新疆。疫区牧场的家畜及塔里木兔为保虫宿主，硬蜱为传播媒介。经叮刺宿主传播本病。接触患者的血液、分泌物、排泄物也可感染。③Q 热。病原体是 Q 热立克次体。我国有十几个省、市、自治区证实有 Q 热存在。牛、羊为主要传染源。硬蜱和软蜱为传播媒介。人被感染性蜱叮刺、蜱粪便、基节腺污染损伤皮肤以及吸入蜱粪而感染。本病临床特点为起病急骤，有畏寒、发热、剧烈头痛、肌肉疼痛，可发生肺炎及胸膜炎等。④北亚蜱传斑疹伤寒。病原体是西伯利亚立克次体。此病分布于黑龙江、内蒙古、新疆、福建、广东和海南等省、自治区。小型啮齿动物为主要保虫宿主。硬蜱和软蜱为传播媒介。临床上以发热、初疮、局部淋巴结肿大及皮疹为主要特征。⑤莱姆病。病原体是伯氏疏螺旋体。国内在29个省、市、自治区有本病发生和流行。黑线姬鼠等十余种啮齿动物及牛、羊、狗、兔等为保虫宿主，硬蜱为传播媒介。当蜱叮刺宿主血液时传播螺旋体。本病是多器官、多系统受累的炎性综合征，症状早期以慢性游走性红斑为主，中期表现神经系统及心脏异常，晚期主要是关节炎和慢性神经系统综合征。⑥"蜱咬病"。病原体为发热伴血小板减少综合征布尼亚病毒，是我国发现的新发传染病。主要通过蜱叮刺吸血传播，人传人的现象极少见，但接触急性期患者或患者尸体血液也可能被传染。在丘陵、森林、山地等地区生活的居民以及赴该类地区户外活动的旅游者感染风险较高。⑦人巴贝虫病。病原体为巴贝虫，主要寄生在牛、羊、马等哺乳动物的红细胞内，通过硬蜱叮刺吸血传播。也可感染人，我国云南和内蒙古有报道。

294 重要的传病革螨种类有哪些？

重要的传病革螨种类主要有：①格氏血厉螨。宿主为多种啮齿类，以黑线姬鼠为主。也能刺吸人血。广布于全国各地。②柏氏禽刺螨。属巢穴寄生型专性血食螨类。其宿主为褐家鼠、黄胸鼠、小家鼠等，也侵袭人。大多数省、自治区均有发现。

295 革螨的直接危害是什么？

革螨的直接致病：①革螨性皮炎。人被革螨叮咬后局部皮肤出现红色小丘疹或风团样损害，中央有针尖大的"咬痕"，奇痒，这种皮肤的炎症性损害，称为革螨性皮炎。②螨病。少数寄生革螨，如肺刺螨属的革螨可寄生肺部引起肺螨病。

296 革螨传播的疾病主要有哪些？

革螨传播的疾病主要有：①流行性出血热（肾综合征出血热）。病原体为汉坦病毒。传染源主要是小型啮齿动物，病毒通过动物宿主的唾液、尿、便排出，污染尘埃、食物或水源后经呼吸道、消化道传播，也可接触破损皮肤或黏膜传播，还可通过革螨叮刺传播。我国绝大多数地方有流行，人群普遍易感，青壮年发病率高，一年四季均可发病。临床上以发热、出血和肾损害为三大主症，此病死亡率高，患者可死于休克、肾衰竭及肺水肿等并发症。②立克次体痘（疱疹性立克次体病）。病原体为小蛛立克次体，传染源主要是鼠类，主要媒介是血异刺皮螨，通过叮刺吸血传播，患者出现发热并伴原发性局部损伤和全身性丘状水泡疹。本病主要流行于美国东北部，近年来我国也有发现。

297 什么是恙虫病？

恙虫病的病原体是恙虫东方体。恙螨是主要传播媒介。恙虫病是典型的自然疫源性疾病，临床表现以发热、头痛，皮肤溃疡、焦痂，浅表淋巴结及肝、脾、淋巴结肿大为主。在我国黑线姬鼠、黄毛鼠、黄胸鼠等是主要保虫宿主。多种恙螨证实能经叮咬传播、经变态和经卵传递。地里纤恙螨是南方诸省区的主要媒介，小盾纤恙螨是江苏、山东、福建的媒介；东方纤恙螨、微红纤恙螨、吉首纤恙螨、海岛纤恙螨和温州纤恙螨为局部地区的传播媒介。

298

蠕形螨的种类有哪些？

蠕形螨俗称毛囊虫，属真螨目、前气门亚目、摛螨总科、蠕形螨科、蠕形螨属，是一类永久性寄生螨，寄生于多种哺乳动物的毛囊、皮脂腺，也可寄生在腔道和组织内，对宿主的特异性很强。已知有140余种（亚种）。可寄生于人体的有毛囊蠕形螨和皮脂蠕形螨。

299

蠕形螨寄生人体可引起哪些病变？

人体蠕形螨的致病性与虫种、感染度、人体的免疫力和并发细菌感染等因素有关。通常虽然人群感染率很高，但绝大多数为无症状的带虫者。虫体的机械刺激和其分泌物、排泄物的化学刺激可引起皮肤组织的炎症反应。蠕形螨破坏上皮细胞和腺细胞，引起毛囊扩张，上皮变性。寄生的虫体过多时可引起角化过度或角化不全，棘细胞增生，真皮层毛细血管增生并扩张。角化过度可填塞囊口妨碍皮脂外溢。并发细菌感染时，引起毛囊周围细胞浸润，纤维组织增生。寄生在皮脂腺可影响其正常分泌。皮损的表现为局部皮肤弥漫性潮红、充血、散在的针尖至粟粒大的红色丘疹、小结节、脓疱、结痂、脱屑、皮脂异常渗出、毛囊口显著扩大，表面粗糙，甚至凸凹不平。毛囊炎、脂溢性皮炎、脂溢性脱发、痤疮、酒渣鼻、眼睑缘炎和外耳道瘙痒等疾病。

300

何谓疥疮？如何治疗？

疥疮是由寄生于人体的疥螨引起皮肤剧烈瘙痒的顽固性皮肤病，传染性很强。人疥螨成虫体小，体近圆形，乳白色。疥螨寄生在宿主表皮角质层的深处，以角质组织和淋巴液为食。人疥螨对人体主要引起超敏反应。主要表现为剧烈瘙痒。在皮肤薄嫩、皱褶的部位出现丘疹、丘疱疹，粟粒大小，散在分布，一般不融合成片，男性在阴囊、龟头、包皮处常发生。治疗主要是外用药物。如 10％的硫黄软膏，5％三氯苯醚菊酯霜等。

301 尘螨可引起哪些疾病？

尘螨的代谢产物和死亡虫体的分解产物等是变应原（过敏原），引起人体过敏反应。常有家族过敏史或个人过敏史。临床表现有：①螨性哮喘。是尘螨过敏性疾病中危害最大的一种。患者往往在幼年时期有婴儿湿疹史，或兼有慢性支气管炎史。常突然、反复发作。开始时干咳或连续打喷嚏，随后出现胸闷气急，不能平卧，严重时因缺氧而口唇、指端出现发绀。发作时往往症状较重而持续时间较短，并可突然消失。春秋季好发，少数病例可终年发病。②变应性鼻炎（过敏性鼻炎）。表现为鼻塞、清水鼻涕，连续喷嚏和鼻内奇痒，有的患者还兼有流泪、头痛。检查时可见鼻黏膜苍白水肿，鼻涕中有较多嗜酸性粒细胞。接触变应原可突然发作，离开变应原后症状消失也快。③特应性皮炎及慢性荨麻疹。多见于婴儿，表现为面部湿疹。成人多见于肘窝、腋窝、腘窝等皮肤细嫩处，表现为湿疹和苔藓样变。慢性荨麻疹表现为一过性风团，时发时愈。

302 什么是黑热病？

黑热病又称内脏利什曼病，是由杜氏利什曼原虫寄生人体（经白蛉叮咬传播）的一种地方性传染病。由主要表现为发热、贫血、脾大和鼻出血等。有的患者可有蛋白尿、血尿。如不及时治疗，常可致死。黑热病曾是严重危害我国人民健康的五大寄生虫病之一。流行于长江以北 16 个省、市、自治区 650 余个县的广大农村。新中国成立以后，经过积极防治，至 1958 年本病在广大平原地区已基本消灭。

303 什么叫疟疾

疟疾又称"打摆子"，是疟原虫寄生于人体内所引起的传染病，经按蚊叮咬或输入带疟原虫的血液到健康人体内而感染。此病是目前全球广泛关注的三大传染性疾病之一。降低疟疾发病率，减轻疟疾疾病负担已列入《联合国千年发展目标》。寄生在人体的疟原虫有 4 种，分别是间日疟原虫、恶性疟原虫、三日疟原虫、卵形疟原虫，可分别致间日疟、恶性疟、三日疟、卵形疟。

304 我国疟疾流行状况如何？

疟疾是我国主要寄生虫病之一，分布广泛。20 世纪 50 年代初期，全国有疟疾流行县（市）1829 个，占当时县（市）数的 70%～80%，疟疾发患者数居各种传染病之首。经过 20 世纪 70 年代后的大规模防治，我国疟疾发病率已大幅下降，自 2010 年起，除云南边境地区外，其他疟疾流行区已无本地感染的恶性疟病例报告。近 30 多年来，特别是 20 世纪 90 年代中期后，随着国内主要流行区发病率的下降、经济的快速发展和全球一体化进程的加快，我国境外劳务输出人员逐步增加，境外输入性疟疾病例逐年增多，对我国的疟疾防治工作带来了潜在的威胁。近年报告的疟疾病例 95% 以上为输入性病例。

目前我国输入性疟疾形势表现为以下几个特征：一是分布广泛；二是非洲、东南亚地区已成为我国输入性疟疾的主要来源地；三是输入性疟疾病例主要为青壮年男性；四是输入性疟疾病例中以感染恶性疟为主；五是输入性疟疾防治工作存在较多的薄弱环节。主要体现在：①由于输入性疟疾的管理涉及部门多，有效的管理机制尚未建立或健全，使得各项管理措施得不到很好的落实；②由于流动人口普遍缺乏疟疾防护、主动就诊和规范治疗方面的意识、知识和条件，到高疟区工作或旅游时容易感染疟疾，感染后又不能及时就诊和获得有效的抗疟治疗；③由于我国绝大部分地方疟疾病例较少，医务人员缺乏对疟疾的警觉性、诊治经验和技能，常常导致误诊或漏诊，也因缺乏必要的诊断设备、有效的救治药品等，对出现的恶性疟病例或疫情不能及时正确处理，造成患者负担加重，甚至致死。

305

疟疾的传播方式是怎样的？

疟疾的发生和流行，必须具备传染源、传播媒介和易感人群3个基本环节。末梢血液中存在配子体的现症患者和无症状带虫者为传染源。按蚊是传播疟疾唯一媒介，但并非所有按蚊都能作为传播媒介。全世界有67种按蚊可自然感染子孢子，但在疟疾传播中起重要作用的只有27种。在我国传疟的重要媒介有中华按蚊、嗜人按蚊、微小按蚊和大劣按蚊4种。除具有某些遗传特质的人群外，不同种族、性别、年龄和职业的人对4种疟原虫都是易感的。感染过疟原虫的人可对疟原虫的再感染产生一定的免疫力。

306

典型疟疾的临床表现有哪些？

疟疾是以周期性发冷、发热、出汗等症状和脾大、贫血等体征为特点的寄生虫病。由于患者感染疟原虫的种、株差异以及感染程度的高低、个体免疫状态的强弱等因素，使得疟疾患者的临床表现轻重不一，轻者可能仅有低热、头痛、不适，重者可出现谵妄、昏迷，甚至死亡。根据感染的疟原虫种类不同，分为间日疟、恶性疟、三日疟及卵形疟4种。四种人体疟疾典型的临床发作大体相似，可分为前驱期、发冷（寒战）期、发热期、出汗期和间歇期。

前驱期主要表现为疲乏、头痛、不适、厌食、畏寒和低热。此期相当于肝细胞内的疟原虫（裂殖体）发育成熟裂殖子释入血流。发作期典型的表现为周期性的发冷、发热和出汗退热3个连续的阶段。间歇期即前一次发作结束至后一次发作开始为间歇期。其长短主要取决于所感染疟原虫完成1次裂体增殖周期所需的时间。不同种类疟疾的间歇期不一，恶性疟病例很不规则，短者仅数小时，长者达 24～48 小时，间日疟和卵形疟约为 48 小时，三日疟为 72 小时。

307 什么叫输血性疟疾？如何预防？

由于输入疟疾患者或带虫者的全血或血制品而造成受血者罹患疟疾，称为输血性疟疾。由于进入血液的疟原虫红内期直接进行裂体增殖，至发热阈值，即疟疾发作，因而输血性疟疾并无传统意义上的潜伏期。各种输血性疟疾有一相对稳定的间隔期，从输血至疟疾初发，恶性疟（10.5±4.9）天，间日疟为（16.6±8.2）天，三日疟为（41.1±21.3）天。患者以发热为主，兼有寒战和出汗，症状较为典型。间隔一段时间再次发作，其周期性的长短受感染疟原虫的种类及受血者的身体状况有关。

预防措施有：①严格掌握输血适应证；②严格进行献血员体检；③在血制品生产过程中采用有效手段灭活病原生物；④多开展自体输血。

308 如何选择抗疟治疗药物？

一般针对疟原虫种类来选择用药：①间日疟。首选氯喹（磷酸氯喹）、伯氨喹（磷酸伯氨喹）。治疗无效时，可选用以青蒿素类药物为基础的复方或联合用药的口服剂型。②恶性疟。以青蒿素类药为基础的复方或联合用药，包括青蒿琥酯片加阿莫地喹片、双氢青蒿素哌喹片、复方磷酸萘酚喹片、复方青蒿素片等。③重症疟疾。应选用青蒿素类药物注射剂，如蒿甲醚和青蒿琥酯及磷酸咯萘啶注射剂。

309 如何有效预防疟疾？

对疟疾的预防包括个体预防和群体预防。个体预防是指疟区居民或短期进入疟区的个人，为防蚊叮咬、不发病或减轻临床症状而采取的防护措施。群体预防是对高疟区、暴发流行区或大批进入疟区较长期居住的人群，除进行个体预防外，还要防止传播。要根据传播途径的薄弱环节，选择经济、有效易为群众接受的防护措施。预防措施有：蚊媒防治，如改善环境卫生、排除积水、通过杀蚊剂杀灭蚊子、采取个人防蚊叮措施（包括驱蚊、避免暴露皮肤、涂抹防蚊剂、使用溴氰菊酯浸泡蚊帐）。对于初次进入疫区者要提前预防性服药。

我国疾病预防控制中心提出的 5 个预防和控制疟疾的要点为：①及时发现、规范治疗疟疾患者，对间日疟患者于第二年春季进行根治；②对进入高疟区的人员必要时进行预防服药，方法为每月 1 次服磷酸哌喹 600 mg；③对来自高疟区的人员加强检测，发现病例时应及时给予规范治疗；④开展灭蚊，重点消除积水、根除蚊孳生场所；⑤加强防护，在蚊虫活动季节正确使用蚊帐，户外活动时使用防蚊剂及防蚊设备。

310 什么是巴贝虫病？人是如何感染巴贝虫的？

巴贝虫病是由于人或牛、马、犬等哺乳动物感染了巴贝虫引起的一种人兽共患寄生虫病。巴贝虫是一种红细胞内寄生的原虫，经蜱传播。人感染巴贝虫病主要通过经蜱叮咬和输血传播，经蜱叮咬传播的病例主要发生在巴贝虫流行区，而经输血传播的病例大多由输入被污染的血液和由于与带虫动物密切接触经伤口污染而引起。人感染巴贝虫后的症状主要表现为发热、寒战、溶血性贫血、出汗、肌痛、关节痛、恶心、呕吐等。人感染田鼠巴贝虫时症状一般较轻，临床上主要表现为间歇热、寒战、大汗淋漓、肌痛、关节痛、食欲不佳等。巴贝虫患者主要使用抗巴贝虫药治疗，同时根据病情采取如输血、输液、强心及改善呼吸功能等辅助治疗。目前常用的有效药物为克林霉素和奎宁，严重感染时首选此两药联用治疗；阿托伐醌和阿奇霉素等可作为二线药物，中度感染患者可选。牛巴贝虫病的治疗药物主要有咪唑苯脲（1~3 mg/kg）、三氮咪（3.5~3.8 mg/kg）、锥黄素（3~4 mg/kg）等。马巴贝虫病的治疗药物有双咪苯脲（8 mg/kg）、咪唑苯脲（5 mg/kg）、锥黄素

（3～4 mg/kg）。预防巴贝虫感染主要是防止被蜱叮咬，加强公共卫生设施管理，消灭蜱虫孳生环境，灭鼠等。如要进入巴贝虫疫区，应穿长袖长衫，使用驱虫剂等。离开有感染危险的地区时需仔细检查是否有幼蜱附着。除此之外，要加强血液制品的管理，防止无症状带虫者献血后传播疾病。

311 什么是丝虫病？如何防治？

丝虫病是由丝虫寄生于人体淋巴系统或皮下组织而引起的生物学源性寄生虫病。其感染流行均由节肢动物传播。寄生于人体的丝虫有 8 种：班氏丝虫、马来丝虫、帝汶丝虫、盘尾丝虫、罗阿丝虫、链尾丝虫、常现丝虫及奥氏丝虫。其中危害人体最大的和流行较广的是由班氏丝虫和马来丝虫引起的淋巴丝虫病和由盘尾丝虫引起的河盲症以及罗阿丝虫所致皮下游走性肿胀和结膜肉芽肿。帝汶丝虫虽引起淋巴丝虫病，但流行局限于印度尼西亚少数岛屿。其他 3 种丝虫对人无明显致病性。

丝虫的成虫形如丝线，寄生于终宿主组织；雌虫卵胎生，产出的幼虫称微丝蚴，需在中间宿主（蚊虫等节肢动物）体内发育成为感染性幼虫；人是丝虫的唯一终宿主，但需经中间宿主叮咬传播；丝虫在终宿主体内主要为成虫和微丝蚴 2 个阶段，成虫是主要致病阶段。不同种类丝虫的成虫寄生部位、传播媒介、致病性、地理分布以及微丝蚴的形态特征有差异。确诊丝虫病的需从血液或皮下组织中查见到微丝蚴为依据。

我国丝虫病的防治经过 50 多年的历程，取得了巨大成就。至 2006 年我国大陆的丝虫病流行县、市、区全部达到了消灭丝虫病标准。

312 什么是麦地那龙线虫病？如何防治？

麦地那龙线虫病是麦地那龙线虫寄生于人体皮内引起以慢性皮肤溃疡为特征的并致局部疼痛而造成患者可丧失劳动能力的寄生虫病疾病。该病广泛流行于印度次大陆、西亚、非洲的农村地区。人感染是因饮用了含有麦地那龙线虫幼虫的桡足虫污染的水而引起。

主要临床表现为小腿以下（包括踝部及足）的皮肤损害，85％～95％，也可发生在上肢、背部或其他部位。雌虫定居处肿胀、灼痛厉害，瘙痒，出现丘疹，继而形成水疱（无菌性脓肿），伴局部的关节炎症。溃破后可形成继发性化脓病灶。患者常数月不能工作，甚至不能行走，半数患者跛行，严重影响农活（因发病季节正是种植和收割忙碌之时）。

因其雌虫常可见其从病变部伸出，若局部检出幼虫和看到雌虫虫体则可确诊。从病变部位取出虫体是治疗的重要方法之一。没有特效药物，甲硝唑、硝咪达唑对治疗体表感染有作用，甲苯咪唑（甲苯达唑）有一定杀虫作用。改善农村饮水卫生，禁饮生水，逐步推广中心供水系统，严禁患者污染水体，采取化学方法（DDT、双硫磷等）及生物方法，如（水体中饲养柳条鱼等可嗜食其中间宿主桡足虫剑水蚤鱼类），杀灭中间宿主是预防的关键。

313 什么是结膜吸吮线虫病？如何防治？

结膜吸吮线虫病是由结膜吸吮线虫寄生于人体眼结膜囊内而引起的疾病。因本病多流行于亚洲地区，故又称"东方眼虫病"。该病原的主要寄生动物是犬、猫等动物，人是偶然被寄生的宿主。人感染是被带有吸吮线虫感染期幼虫的蝇舐吸人眼部时，感染期幼虫自蝇口器逸出并侵入人体眼部而引起的。感染后经15～20天发育为成虫。成虫寿命可达2年以上。

成虫寄生于人眼结膜囊内，以上结膜囊外眦侧为多见，也可见于眼前房、泪小管、泪腺及眼睑、结膜下等处。多侵犯一侧眼，少数病例可双眼感染。轻者无明显症状或有眼部异物感、痒感、刺痛、流泪、畏光、分泌物增多、疼痛等，一般无视力障碍。婴幼儿惧怕睁眼，有手抓眼的动作。家长可发现患儿眼球有白色细小的虫体爬行。重感染者可发生结膜充血，形成小溃疡面，角膜混浊、眼睑外翻等。如寄生在眼前房，可有丝状阴影移动感、睫状体充血、房水混浊、眼压升高、瞳孔扩大、视力下降等。如泪小管受损，可出现泪点外翻。

可从眼部取出虫体，并用显微镜检查，依据形态特征作出虫种鉴定。

治疗方法主要是取虫，合并炎症者可适当滴用抗生素眼药水抗感染。搞好环境卫生，加强犬、猫等动物卫生管理，注意个人卫生，特别注意眼部清洁是预防感染的主要措施。

314

什么是阔盘吸虫病？如何防治？

阔盘吸虫病是由双腔科胰阔盘吸虫、支睾阔盘吸虫、河鹿阔盘吸虫、福建阔盘吸虫及圆睾阔盘吸虫，其中主要是胰阔盘吸虫寄生于动物胰腺，少见于胆管及十二指肠而引起营养障碍、腹泻、水肿、消瘦、贫血等慢性症状的寄生虫病。本病主要通过食入含阔盘吸虫囊蚴的草螽而感染，宿主主要有牛、羊等家畜，以及骆驼、猕猴、鹿等野生动物，偶有人感染的报道。人阔盘吸虫病例较少，主要表现为腹泻、消瘦、营养不良、贫血等症状，严重者可出现急性胰腺炎表现。牲畜主要表现为胰腺肿大，胰管发炎肥厚，突出于胰腺表面，管腔黏膜不平凸出，并有点状出血，内含大量虫体，出现消化障碍、消瘦、腹泻、毛干易脱落、颌下水肿等，严重可致死亡。阔盘吸虫病的预防关键是治疗病畜，每年 3～4 月对牲畜粪检，对病畜采用六氯对二甲苯药治疗。牲畜在安全区放牧，感染季节严禁在污染区放牧，防止感染。对于有感染风险的人群，加强卫生宣教，做好个人防护，防止病从口入。感染季节对人群进行查病，对暴露人群有重点的预防治疗。患者治疗药物为吡喹酮 20 mg/kg 体重，每天 2 次，连服 2 天，或 40 mg/kg 体重顿服。

315

什么是西里伯瑞列绦虫病？如何防治？

由西里伯瑞列绦虫寄生于小肠而导致的人兽共患寄生虫病称为西里伯瑞列绦虫病。西里伯瑞列绦虫主要寄生于鸟类和哺乳类动物，人体偶尔由于误食含有似囊尾蚴的蚂蚁而感染，我国病例主要为 2～5 岁幼儿。防治西里伯瑞列绦虫病需大力灭鼠，灭蚁，防止鼠粪和蚂蚁污染餐具和食物，教育儿童注意个人卫生和饮食卫生，不要食用被污染的食物。治疗主要采用槟榔、南瓜子驱虫，以及吡喹酮 25 mg/kg 体重空腹顿服，1 小时后服用硫酸镁导泄驱虫。

316 什么是司氏伯特绦虫病？如何防治？

司氏伯特绦虫病是指由于司氏伯特绦虫寄生而导致的人兽共患寄生虫病，主要寄生于猴或其他灵长类动物体内，人偶因误食含有似囊尾蚴的螨而感染，一般无明显症状，或有消化道不适临床表现。由于司氏伯特绦虫主要寄生在猴或其他灵长类动物，因此应对工作或者生活中与此类动物有密切接触的人群加强健康教育，注意饮食卫生，预防感染。该病治疗可用阿的平、吡喹酮或槟榔、南瓜子治疗。阿的平每次 0.8 g，空腹顿服；吡喹酮 25 mg/kg 体重空腹顿服，1 小时后服用硫酸镁导泄驱虫。

317 什么是棘头虫病？如何防治？

棘头虫病是指由棘头虫寄生于终宿主小肠引起的人兽共患寄生虫病，其中人兽共患的主要有猪巨吻棘头虫和念珠棘头虫。猪巨吻棘头虫是猪肠道内常见寄生虫，可感染人体引起人体棘头虫病；念珠棘头虫寄生于鼠体内，人体感染较少见。人感染棘头虫病主要由于生食或半生食甲虫类，因此加强卫生宣教，禁食甲虫等媒介昆虫是预防本病的关键。猪是本病的主要传染源，要求在饲养猪时做好对猪的管理，无害化处理猪粪，对猪粪及其周围的土壤选用杀虫药物进行杀虫处理，加强猪圈周围的卫生清洁等。除此之外，卫生防疫部门和兽医部门可对猪棘头虫病开展普查普治工作，定期用药物驱虫以消除传染源，可采用的药物有氯硝柳胺、左旋咪唑、硫氯酚等。

318

什么是双腔吸虫病？如何防治？

双腔吸虫病是牛、羊等哺乳动物或人感染了双腔吸虫病而引起的人兽共患寄生虫病，牲畜主要为吃草时食入含囊蚴的越冬蚂蚁而感染，人类主要由于吞食被蚂蚁污染的食物或生吞蚂蚁而感染双腔吸虫。人感染双腔吸虫大多无明显症状，部分患者可有腹泻与便秘交替出现、胀气性消化不良、食欲减退、肝区疼痛、肝大、恶心呕吐、消瘦、水肿等症状。牲畜轻度感染无明显症状，重度感染时由消瘦、水肿、贫血、消化不良、腹泻等症状，重度感染时表现为黏膜黄染、消瘦、颌下水肿和下痢等，部分牲畜可因衰竭而死亡。预防双腔吸虫病关键在于养成良好的饮食习惯，不要吃蚂蚁污染过的食物，对病畜进行定期驱虫治疗，安全放牧。患者采用吡喹酮 25 mg/kg 体重治疗，每天 3 次，连续 4 天。病畜预防性驱虫治疗为一年两次，可选用药物有海托林、六氯对二甲苯、吡喹酮、阿苯达唑、噻苯达唑、硝硫氰胺等。

第七篇

机会性寄生虫病

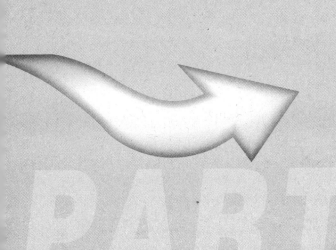

PART7

319

什么叫机会性寄生虫病？

某些寄生虫在机体免疫功能正常情况下常呈隐性感染，感染者不出现临床症状，但体内的寄生虫仍有一定程度的增殖，机体处于带虫状态。当机体免疫功能低下或免疫抑制时，这些寄生虫的增殖力和致病力均异常增强，引起播散性感染，甚至超重度感染的状态，发生严重的病理损害，甚至致死。由这种寄生虫所引起的疾病被称为机会性寄生虫病。如隐孢子虫病和弓形虫病等。机会性寄生虫感染是造成艾滋病患者死亡的重要原因之一。

320

什么是隐孢子虫病？

隐孢子虫病是隐孢子虫感染引起的以腹泻为主要临床表现的一种人兽共患肠道传染病。该病被 WHO 列为世界六大腹泻病之一，为新发传染病。隐孢子虫也是一种主要的机会致病寄生虫。

321

隐孢子虫病是怎样传播的？

人群对隐孢子虫普遍易感，尤其婴幼儿、免疫功能抑制者和免疫功能缺陷者。粪-口、手-口途径是主要的传播途径。主要为人-人传播、动物-人传播、性传播，偶有气溶胶传播。人的感染主要是摄入被卵囊污染的饮水、食物，或与野生动物和家畜，特别是与幼畜密切接触；此外，痰中有卵囊的可经飞沫传播，也有因骨髓移植感染以及隐孢子虫性腹泻的母亲分娩后婴儿感染隐孢子虫的报道。托管机构的工作人员和儿童、医院内医护人员、兽医和动物园工作人员等人群感染机会较多。隐孢子虫的感染与年龄有一定的关系，一般年龄越小，感染率和发病率越高，且症状越严重，死亡率也越高。

本病的流行有一定季节性，每年的春夏和初秋为感染流行的高峰。

322 隐孢子虫病有哪些临床表现？

隐孢子虫病临床症状的严重程度与病程取决于宿主的免疫功能与营养状况。免疫功能正常者症状较轻，潜伏期3～8天，病程具自限性，通常1～2周，最短1～2天。主要表现为急性腹泻，粪便为糊状或水样，一般无脓血，每天排便2～20余次。每天水泻便量常见为3～6 L，多达17 L。重症幼儿可为喷射性水样腹泻，排便量多。腹痛、腹胀、恶心、呕吐、食欲减退或厌食、口渴和发热亦较常见。病程长短不一，短者1～2天；长者数年，由急性转为慢性。免疫功能异常的感染者症状明显而病情重，持续性霍乱样水泻最为常见，一天数次至数十次，导致水、电解质紊乱和酸中毒。

323 隐孢子虫病对人体有哪些危害？

隐孢子虫寄生于肠黏膜或胃黏膜，造成肠上皮细胞绒毛萎缩、变短变粗，或融合、移位和脱落等损害，导致肠道功能紊乱，影响消化吸收而发生腹泻。隐孢子虫致病机制很可能是多因素的。大量隐孢子虫附着于肠黏膜上皮细胞或寄生、繁殖于回肠、空肠的肠上皮细胞顶端，导致肠黏膜组织破坏，损坏细胞顶极的运输机制及分解碳水化合物的乳糖酶、碱性磷酸酶、蔗糖酶等相关酶的活性，从而造成肠黏膜吸收功能障碍。还可诱导宿主上皮细胞凋亡，使肠黏膜上皮细胞屏障功能受损。

324 能感染人体的隐孢子虫种类有哪些？

已报道在人体内发现约有18种隐孢子虫虫种或基因型，其中最常见的致病虫种是人隐孢子虫和微小隐孢子虫，其次火鸡隐孢子虫、犬隐孢子虫和猫隐孢子虫对人体感染也较常见。隐孢子虫病是一种由隐孢子虫引起并且以腹泻为主要临床表现的新发人兽共患传染病，被世界卫生组织列为全球六大腹泻病之一。

325 隐孢子虫的感染阶段是什么？

隐孢子虫生活史简单，需要5～11天，共包括3个生殖阶段（裂殖、配子和孢子生殖），其整个生活史在一个宿主体内即可完成。在宿主体内的发育时期为内生阶段，随宿主粪便排出的成熟卵囊为感染阶段。

326 隐孢子虫在人体何部位寄生？

隐孢子虫主要寄生于人体小肠上皮细胞的刷状缘纳虫空泡内，空肠近端的虫体寄生数量最多。在人体免疫低下时，也可侵犯胆道、呼吸道等部位寄生。

327 人体感染隐孢子虫后有潜伏期吗？

隐孢子虫感染患者通常在3～8天后开始表现临床症状。但受宿主免疫状态影响。

328 人体感染隐孢子虫后的病原学检测方法有哪些？

粪便直接涂片染色，在显微镜下观察。具体方法有：①金胺-酚染色法。

染色后在荧光显微镜下可见卵囊为圆形，呈乳白色略带绿色的荧光，中央淡染，似环状。本法简便、敏感，适用于批量标本的过筛检查。②改良抗酸染色法。染色后卵囊呈玫瑰红色至深红色，囊内的残留体为暗黑色，子孢子不规则排列，背景呈蓝绿色。该方法操作简单，不需要复杂的仪器设备，且染色后的薄片易于保存。但该方法的特异性和灵敏性不高，检测时容易将其他与隐孢子虫相似的原虫染成红色，造成结果的误读。③金胺-酚改良抗酸染色法。先用金胺-酚染色，再用改良抗酸染色复染，然后用光学显微镜检查，其卵囊同抗酸染色，而非特异性颗粒呈蓝黑色，颜色与卵囊不同有利于卵囊的查找，并提高了准确性和检出率。

329 隐孢子虫流行主要特点是什么？

隐孢子虫流行主要有以下几个特点：与性别无关；儿童感染率高于成年人，尤其是两岁以下婴幼儿感染率较高；农村感染率高于城市；畜牧业地区感染率较高；卫生条件差、经济落后的地区感染率较高；旅游者、腹泻患者、免疫力低下和缺陷人群的感染率较高。

330 隐孢子虫病的传染源是什么？

隐孢子虫病患者的排泄物中含有大量卵囊，是主要传染源，此外，带虫者也可能成为传染源。由于存在一些人兽共患的隐孢子虫虫种，因此，一些动物，尤其是家畜和宠物（牛、羊、兔、猫和犬）是重要的传染源。人畜粪便、污水和垃圾中的隐孢子虫卵囊污染的水体和食物是人体感染的重要来源。

331

隐孢子虫病的传播途径是什么?

隐孢子虫病主要是经粪-口途径，通过人与人，人与动物，人与环境（主要包括水源和食源）传播，在托儿所、福利院、养老院和医院等儿童和老人集中的地方，由于护理人员更换尿布不规范和喂食前未消毒等不当操作可造成传染和疾病暴发。同性恋者经口交和肛交行为也会造成隐孢子虫感染。饲养的家畜和宠物是重要的传染源。人们通过食用受到污染的食物也会被感染。受到污染的食物主要包括未经合适消毒的牛奶以及未经适当清洗的色拉、水果、肉类等。这些食物受到污染的原因主要为用污染水源进行农业灌溉、采用受污染的水源清洗食物等。

332

隐孢子虫病为什么容易出现暴发流行?

隐孢子虫也是一种重要的介水传染病病原。由隐孢子虫引起的疾病暴发记录在全球有数百起之多。第一次隐孢子虫介水传播的暴发纪录是 1984 年在美国德州 Braun 车站，此次事件是由于污水污染公众用水所致。第二次暴发是 1987 年在美国乔治亚州 Carrollton 市，大约 1 万多人受感染。第三次大规模暴发是 1989 年在英国的 Oxford 和 Swindon，当时 6 千多人受感染，原因是水中卵囊含量超标。暴发规模最大、危害最严重的一次是 1993 年在美国威斯康辛州 Milwaukee 市的 100 多万人口中，有 40 多万人受感染，致 100 多人死亡。此次暴发是由于市政供水系统被隐孢子虫卵囊污染所致，但令人尴尬的是该饮用水是经过严格消毒并被认为是合格的。此次隐孢子虫病暴发事件引起了全世界的震惊和关注，并掀起了研究隐孢子虫的热潮。

333 为什么隐孢子虫容易发生介水传播？

隐孢子虫的许多特性造成它极易发生介水传播：①宿主范围广，为人兽共患传播病原。在宿主体内完成生活史后，隐孢子虫卵囊通过人畜粪便排出进入水环境，污染水源或供水系统。处理后的饮用水在输配水和贮水过程中可能会重新被病原体污染。被感染的动物通过饮水或在水源附近活动等方式以及雨水冲刷地表极大提高了水源二次污染这些病原体的风险。地面水和浅井水都极易受病原体污染而导致介水传染病的发生。②在水中存活时间长，隐孢子虫卵囊和毕氏肠微孢子虫孢子在 4 ℃水中存活时间长达 1 年。③卵囊比较小且壁厚，目前饮用水处理工艺中的过滤和氯消毒无法将其去除和杀灭。卵囊个体微小，约 8 μm，近圆形，因此，很难用过滤去除。氯消毒依然是目前国内外水厂最常采用的饮用水消毒措施，但卵囊对常规氯消毒有很强的抵抗力。④感染剂量很低，有研究表明 10～30 个卵囊即可导致成年人感染，部分人仅摄入一个卵囊即可被感染，而正常人感染隐孢子虫后一次排便中含有的卵囊量高达 10^8～10^9 个，因此其感染性很强。

334 隐孢子虫病的易感人群是哪些？

免疫力低下人群和免疫缺陷人群如儿童、艾滋病患者、接受免疫抑制药治疗的患者和器官移植者是隐孢子虫的易感人群，一旦感染病情较重甚至威胁生命。免疫力正常人群也会感染从而成为带虫者。

335 如何防治隐孢子虫感染？

目前对隐孢子虫病治疗尚无有效的药物，主要采取对症治疗、抗虫治疗和免疫干预治疗等方法。对免疫正常患者，一般行对症和支持疗法，纠正水、电解质紊乱。对免疫功能受损者，应以恢复免疫功能和停用免疫抑制药为主。螺旋霉素、阿奇霉素、巴龙霉素和红霉素等药可缩短腹泻时间，减轻腹泻症状。硝唑尼特（nitazoxanide，NTZ）是美国食品药品监督管理局（FDA）批准的用于治疗隐孢子虫病的药。防治隐孢子虫感染应采取综合措施。主要预防措施包括：建议喝沸腾过的水并经常洗手；清洗蔬菜和水果干净后再食用；肉类和海鲜要在煮熟后再食用；不要接触携带或疑似携带病原体的动物。

336 如何预防感染隐孢子虫病？

预防隐孢子虫病的主要措施：①加强患者和病畜的粪便管理，改善环境卫生，防止患者病畜的粪便污染食物和饮水；②注意饮食和个人卫生，严防粪-口传染。勤洗手，提倡饮开水、吃煮熟的食物；③保护免疫功能缺陷或低下的人，增强其免疫力，避免与患者、病畜接触。④患者应适当隔离，治疗时应做好隐孢子虫传播方式的宣传，以减少在家庭、托幼机构和社会人群引起腹泻的发生。⑤患者用过的肠镜等器材、便盆等，应先用5％氨水浸泡后，65 ℃～70 ℃加热30分钟后再予清洗。

337 什么是肉孢子虫病？如何防治？

肉孢子虫病是由肉孢子虫寄生于人体小肠和/或肌肉组织内所引起的一种重要的，甚至是致死性的人畜共患寄生虫病。本病在世界各地均有流行。主要临床表现为全身淋巴结肿大、腹泻、截瘫等症状。肉孢子虫为世界性分布。世界各地黄牛的肉孢子虫自然感染率为4.0％～92.4％。欧洲人体肉孢子虫病较其他地区普遍。肉孢子虫寄生的宿主广泛，可寄生于爬行类、鸟类、哺乳类动物和人，也可寄生于鱼类。人、猕猴、黑猩猩等为人肠肉孢子虫的终宿主。牛、猪分别为人肉孢子虫和猪人肉孢子虫的中间宿主。终宿主粪便中的孢子囊或卵囊被中间宿主食入后，子孢子在其小肠内逸出，穿过肠壁进入血液，在多数器官的血管壁内皮细胞中形成裂殖体，进行几代裂体增殖后，裂殖子进入肌肉组织中发育为肉孢子囊。人因食入牛、猪等中间宿主肌肉中的肉孢子囊而感染。

人体感染肉孢子虫后，临床表现轻重不一，可有急性表现和慢性表现。根据临床表现不同，可分为肠道肉孢子虫病和肌肉肉孢子虫病。前者主要表现消化道症状，如间歇性上腹痛或脐周围隐痛、腹胀、腹鸣、腹泻、食欲不振、恶心、呕吐；严重者可发生贫血、坏死性肠炎等。后者症状轻微，主要是心肌和骨骼肌等肌肉受损所致症状，当肌肉中的孢子虫囊破坏所侵犯的肌细胞，孢子虫囊长大可造成邻近细胞的压迫性萎缩，出现肌肉疼痛，即出现嗜酸性细胞肌炎。如肉孢子囊壁破裂可释放出一种很强的肉孢子毒素并作用于神经系统、心、肾上腺、肝和小肠等，大量时可致死。确诊本病的依据是粪便检查到孢子囊或卵囊或做活组织检查发现肉孢子囊。治疗肉孢子虫病尚无特效药，但用磺胺嘧啶、复方磺胺噁唑和吡喹酮等药物可使孢子囊转阴率分别达 75％、81％和 78％。口服乙酰螺旋霉素也有一定疗效。选用复方磺胺甲噁唑 2 片，每天 2 次，连服 10～14 天（成人剂量）。吡喹酮总量 100 mg/kg，5 天内分次服完。另外，甲硝唑加克霉唑联合氯己定以及复方磺胺甲噁唑已被用于治疗嗜酸性细胞肌炎，皮质激素也可减轻肌肉型肉孢子病的症状。本病一般呈自限性，发病时间短或症状轻者，一般不需特殊治疗，仅需对症处理。

预防肉孢子虫病应加强猪、牛的饲养管理，加强肉类卫生检疫，不食未熟猪、牛肉，注意粪便管理。同时需加强对终宿主的调查，并防止其粪便污染食物和水源。

338 什么是等孢球虫病？如何防治？

等孢球虫病是由贝氏等孢子球虫寄生在人体小肠黏膜上皮细胞，以腹泻为主要临床症状的一种寄生性原虫病。贝氏等孢球虫寄生在人十二指肠末端和近端空肠上皮细胞内，完成裂体增殖和配子生殖后卵囊随粪便排出体外。贝氏等孢球虫生活史包括裂殖子、子孢子、配子和卵囊 4 个发育阶段。裂殖子和子孢子为致病阶段，成熟卵囊为感染阶段，人摄入被卵囊污染的饮水和食物而感染。贝氏等孢球虫病广泛分布于热带和亚热带，常见中、南美洲、非洲和东南亚，人群发病率为 0.1%～1.8%。卵囊为重要的传染源，主要为粪-口传播。本病也为机会感染疾病，与人体的免疫状况有关，其与隐孢子虫感染已成为艾滋病患者腹泻的最常见原因，感染率高达 3%～20%。美国疾病预防控制中心研究人员认为，患等孢球虫病病程超过 1 个月为艾滋病的征象。在美国的艾滋病患者中，其发病率为 15%。

贝氏等孢球虫侵入小肠黏膜上皮细胞内，严重者可至整个消化道，甚至淋巴结、脾和肝等器官。导致小肠黏膜上皮细胞破坏、黏膜绒毛萎缩、上皮细胞老化，影响消化功能而致腹泻。贝氏等孢球虫患者临床表现与机体的免疫状态有关，免疫功能正常者表现为自限性腹泻。潜伏期约 1 周，多呈急性发作，发热，伴头痛、乏力，随后出现腹泻、腹痛、恶心、呕吐、食欲不振，体重减轻等症状。水样腹泻，色淡、常为脂肪泻、恶臭，内有未消化的食物，一般无脓血，数天至数周后可缓解。发病后 4～8 天，大量卵囊开始排出，持续数天或数月。免疫功能受损者或缺陷者，尤其是艾滋病患者，多呈重症感染。临床主要表现为慢性间歇性腹泻，为 2～26 个月，每天腹泻6～10 次，平均可丧失体液 2 L，甚至 20 L，伴有厌食、体重减轻等症状，严重者死亡。粪便直接涂片法查到卵囊可确诊，治疗可选用甲氧苄啶和磺胺异噁唑，疗程 1 个月；对磺胺过敏者用乙胺嘧啶；复方磺胺甲噁唑对治疗免疫抑制患者的慢性感染有效。

预防本病应注意个人卫生和饮食卫生。养成良好的卫生和饮食习惯，防止病从口入。

339 什么是环孢子虫病？

环孢子虫病是一种由肠内环孢子虫属原虫感染引起的新现寄生虫病。最早记载的 3 个病例是由一位在巴布亚新几内亚工作的英国寄生虫病学家 Ashford 于 1979 年报告的。由于当时对耶塔环孢子虫感染的首次报告未能对病原体进行正确分类和命名，直到到 1990 年代，人们才逐渐认识清楚，于1994 年将该病原体命名为卡耶塔环孢子虫。

人体受感染环孢子虫病是通过饮用或者食用了被感染性孢子污染的食物、水、水果等而引起。20 世纪 90 年代，在北美洲发生由水源污染食物引起的卡耶塔环孢子虫暴发感染至少有 11 起，约 3600 人受感染。1994 年在尼泊尔发生了一起经水传播的暴发疫情，一个 14 人的集体由于饮用了被污染的水，有 12 人发病，在美国也发生过多起由被污染的水引起的疾病发生。

340

环孢子虫病有哪些临床表现？

人在感染卡耶塔环孢子虫 1 周后出现临床症状，但在其流行区，很多人感染后不出现症状。儿童感染后一般多为无症状感染或症状较轻，成人感染后症状相对较重而且持续时间长。在早期，常常会出现类似流感的前驱症状，而后出现频繁腹泻，为水样便，有时为喷射样腹泻，伴有食欲减退、恶心、呕吐、腹胀、腹部绞痛、体重减轻、疲乏、肌肉疼痛、低热。其中腹泻、食欲减退、疲乏、体重减轻为最常见的四大症状，在 90％的患者均会出现此 4 种症状。如不治疗，疾病会持续几天到几个月甚至更长时间，有时症状消失后会重新发病，但疾病基本上能够自愈。在迁延性病例中，疲乏和不适为最典型的症状，疾病通常不致命，但严重时可导致营养不良，赖特尔综合征，吉兰-巴雷综合征（格林-巴利综合征）。

341

如何预防感染环孢子虫病？

环孢子虫病是一种肠道传染病，其预防手段与一般肠道传染病的预防相似，主要措施包括：①处理粪便，进行改厕，不使用敞开式便池，厕所远离生活用水水源。②清洁和保护饮用水，集中式供水必须提供有效的氯化消毒，保证末梢水的余氯达到标准；不能使与生活密切的河水、池塘水、湖水等受到粪便、生活污水的污染，家庭内的水缸应定期清洁与消毒。③制作和操作食品时，严格生熟食分开，严格卫生操作，熟食应彻底加热，夏天的凉拌食品尤其应注意卫生。不提倡卫生条件难以保证的聚餐。餐饮行业必须严格执行食品卫生法。④注意个人卫生，强调饭前便后洗手，促进人们养成良好的卫生习惯。

342

什么是微孢子虫病？是怎样传播的？

微孢子虫病是由比氏肠孢子虫和脑炎微孢子虫的某些虫种所引起的一类机会致病性原虫病。迄今已发现有 6 个属 14 种的微孢子虫能感染人，其中主要的是匹里虫属、小孢子虫属、脑炎微孢子虫属、肠上皮细胞微孢子虫属和微孢子虫属。微孢子虫是一类广泛分布于自然界的专性细胞内寄生的真核原生动物。它能感染多种宿主，包括鸟类、鱼类、昆虫、两栖类、哺乳类（狗、猫、猪、兔子、羊等）以及人类，是一类人兽共患性寄生虫病。人体感染流行最常见的是比氏肠孢子虫病和脑炎微孢子虫病 2 种类型。

微孢子虫病是一类人兽共患病。微孢子虫可从动物的尿液和粪便中排出而污染水资源，从而引起人类感染。感染方式有经口传播、经鼻吸入、经性接触传播或经胎盘垂直传播等。感染人类的许多微孢子虫种在不同的水源中发现，包括陆地水、地表水、沟渠水、娱乐场所用水、饮用水、职业用水等，生活在水源附近的居民微孢子虫感染率相对较高。

343

什么是比氏肠孢子虫病？

比氏肠孢子虫病是由比氏肠微孢子虫（比氏肠细胞内微孢子虫）寄生于消化道引起以严重腹泻为主要症状的肠道原虫病。该病病原体是 1985 年由法国学者在一名艾滋病患者肠上皮细胞内发现的。比氏肠胞虫除了可引起正常人腹泻等疾病之外，主要与 HIV 感染密切相关，是致艾滋病患者腹泻的主要病原体。

慢性腹泻是比氏肠孢子虫感染的主要临床症状。患者腹泻常可持续数月，甚至长达 12 个月。常并发渐进性体重减轻，糖和脂肪等营养物质吸收障碍。腹泻粪便多呈水样，量多，每天 3～10 余次不等，一般不含血液和黏液。患者常自述有腹痛、腹胀、恶心和食欲减退等症状。

344

什么是脑炎微孢子虫病？

脑炎微孢子虫病是由一类寄生人体组织器官不严格的微孢子虫感染引起以多器官损害为主临床表现的慢性型原虫病。迄今已发现脑炎微孢子虫种类有：肠脑胞内原虫，又称肠脑炎微孢子虫；兔脑胞内原虫，又称兔脑炎微孢子虫；何氏脑胞原虫，又称何氏脑炎微孢子虫。此外，国外还发现有6种引起眼、肌等部位损害的微孢子虫。

脑炎微孢子虫的孢子经消化道进入人体后，通过血循环而到达不同部位。当孢子受到刺激后，其极管伸出，刺入临近细胞，将其有感染性的孢子质注入新的宿主细胞而使其感染。随着其在宿主细胞内生长、增殖、逐渐向周围细胞扩散或经血循环播散至肝、肾、脑、肌肉等其他组织器官。

345

如何预防感染微孢子虫病？

微孢子虫病是一类人兽共患病。其感染方式有经口传播、经鼻吸入、经性接触传播或经胎盘垂直传播等。预防本病发生的主要措施是：注意个人卫生和饮食卫生、增强机体免疫力，以减少感染的机会；加强对腹泻患者的检查并及时治疗，以减少传染源。

346

何谓粪类圆线虫病？ 如何防治？

粪类圆线虫病是由一种既可营自由生活又可营寄生生活的粪类圆线虫寄生于人体所引起的疾病。本病病原体主要广泛分布于热带、亚热带和温带经济不发达的国家和地区，在人体中呈散发感染。据WHO估计，全球感染粪类圆线虫人数超过五千万。

粪类圆线虫的致病性主要与其感染程度及人体健康状况（特别是机体免疫状态）有关。因此，本病原被认为是一种主要的危害很大的机会致病蠕虫。

粪类圆线虫感染者约有 2/3 的无症状，据报道有感染本虫 30 年而无症状者。本病有症状者的临床表现，轻重不一。幼虫移动症状是最常见的早期表现，66%～84%患者在臀部肛门周围或其他感染部位出现斑丘疹或匐行疹，约 5%患者有肺部浸润引起的咳嗽、哮喘、低热或过敏性肺炎。严重的呼吸道症状如呼吸困难、发绀、咯血和并发细菌性支气管肺炎等，仅见于极个别患者。中度和重度患者常有腹痛、腹泻、呕吐、厌食。腹痛部位不一，通常为上腹部烧灼感或绞痛，有时与溃疡病或急腹症相混淆。腹泻常为水泻或不成形稀便，可出现血性黏液性腹泻。有的发生麻痹性肠梗阻、腹胀及电解质紊乱、脱水、循环衰竭等。

确诊本病需从粪液或痰液中查见到杆状蚴或丝状蚴，亦可见成虫和虫卵，在播散性感染超重度感染者的脑脊液或体腔液中可查见幼虫。抗病原治疗首选噻苯唑（噻苯咪唑）25 mg/kg，每天 2 次，连服 2～4 天，治愈率可达 90%左右。也可选甲苯咪唑（甲苯达唑，MBZ）每次 100 mg，每天 2 次，连服 4 天；丙噻咪唑 5 mg/kg 顿服或阿苯达唑每天 6 mg/kg，连服 3 天（15天后重复 1 个疗程）均有较好疗效。做好粪便无害化处理和个体皮肤防护可预防本病病原感染；早期发现，彻底治疗感染，可避免自身重复感染。对出现肺部和消化道症状者尽早排除或诊断本病病原感染，并积极治疗，方可避免严重并发症的发生及死亡。

347

什么是蠊缨滴虫病？主要危害有哪些？

蠊缨滴虫病是新发现的一种人体寄生虫疾病。我国最早于 1992 年报道了第一例蠊缨滴虫感染的患者，目前累计病例已近 100 例。

蜚蠊或白蚁是此虫的宿主，蠊缨滴虫主要寄生于此宿主消化道，通过食入或吸入等方式侵入人体的上呼吸道及肺组织中，引起呼吸系统症状。蠊缨滴虫进入支气管后，分泌一些特殊物质，使虫体紧粘于支气管黏膜上。当机体抵抗力下降或原有呼吸系统疾病时，虫体迅速繁殖，虫体及其分泌物可使宿主 IgE、SIgA 及嗜酸性粒细胞增加，引起 I 型超敏反应，导致呼吸系统疾病。多数患者呈现间质性肺炎。主要表现为：①畏寒、发热，体温

37.5℃～39℃；②咳嗽，咳少量白痰或黄脓痰，有些患者脓痰有腥臭味，也有痰中带血丝和血痰，咳嗽呈阵发性；③胸闷、胸痛、气急，或哮喘发作；④肺部体检可闻及细湿啰音、哮鸣音，呼吸音减弱或呼吸音消失，胸腔积液患者叩诊局部呈浊音。蠊缨滴虫也可侵入泌尿系统，表现尿道内有不适感，偶有刺痒、疼痛，无明显尿频、尿急症状，时有低热。尿液检查可见大量蠊缨滴虫。另外，对长期使用抗生素、免疫抑制药或皮质激素和器官移植者易感染此虫引起机会性感染。

（1）肾移植后蠊缨滴虫病：肾移植者发生蠊缨滴虫肺部感染与患者免疫功能严重抑制有密切关系。肾移植患者的肺部蠊缨滴虫感染在早期有特征性的临床表现，均表现为发热和胸部平片上的双肺局限性炎症渗出性病变，无咳嗽、咳痰、胸闷、气短等呼吸道症状。

（2）其他原因致免疫功能下降伴蠊缨滴虫病：所有患者中，中、老年蠊缨滴虫病占多数。主要由于长期使用抗生素导致体内正常菌群失调，以及使用免疫抑制药或皮质激素，抑制了机体的免疫功能，导致蠊缨滴虫寄生，引起相应疾病。部分患者常伴有细菌、病菌、真菌感染，使病情更加复杂。

临床诊断较难，极易延误诊断，只有痰液镜检或经支气管镜采集标本涂片在显微镜下找到蠊缨滴虫是确认依据。但有以下情况者要警惕蠊缨滴虫感染：①迁延不愈的咳嗽、哮喘，常规治疗效果不佳；若伴有外周血嗜酸性粒细胞增高更应当警惕；②肺炎、肺脓肿患者，正规抗感染治疗无效，用常见病或原有基础病难以解释者；③老年体弱、免疫功能低下的患者发生肺部感染。对于这些患者，应反复多次的痰检或支气管肺泡灌洗，以获取病原体。治疗本病首选甲硝唑或替硝唑注射，或复方磺胺甲噁唑口服，可达到有效的除虫目的。

348

什么叫弓形虫及弓形虫病？

刚地弓形虫简称弓形虫，是一种专性细胞内寄生原虫，隶属于原生动物亚界，顶复门，孢子虫纲，球虫亚纲，真球虫目，弓形虫科，弓形虫属。该虫呈世界性分布，是世界上分布最广的寄生虫，几乎可以在任何一只哺乳动物体内发现它。但是，弓形虫只能在猫的小肠里有性繁殖，猫是弓形虫的中间宿主兼终宿主。在人和其他动物体内只能完成无性繁殖，为中间宿主。人和许多动物都能感染，引起人兽共患的弓形虫病。

弓形虫病常引起人体脑、眼、肺、心、淋巴结等组织炎性破坏病变。但在人体多为隐性感染，发病者临床表现复杂，症状体征无特殊性，易误诊。根据传播途经不同可分为先天性弓形虫病和获得性弓形虫病。

349 弓形虫病的传播途径是什么?

弓形虫病有先天性和获得性两种。前者指胎儿在母体经胎盘血而感染；后天获得性感染主要经口感染，可因食入未煮熟的含弓形虫包囊的肉制品、蛋品、奶类而被感染。此外，接触被卵囊污染的土壤、水源亦为重要的途径。有经输血、器官移植而引发弓形虫病的报道。节肢动物携带卵囊也具有一定的传播意义。

350 什么是先天性弓形虫病?

先天性弓形虫病是孕妇在妊娠期感染弓形虫后，虫体经胎盘传给胎儿，可造成孕妇流产、早产、畸胎或死产，尤以早孕期感染，畸胎发生率高。多数情况下受染胎儿表现为隐性感染，但一些在出生后数月甚至数年才出现症状；弓形虫感染后婴儿出生时出现症状或发生畸形者病死率约为12％，而存活者中约80％有精神发育障碍，约50％有视力障碍。以脑积水、大脑钙化灶、视网膜脉络膜炎和精神、运动障碍为先天性弓形虫病典型证候。此外，可伴有全身性病理表型，在新生儿期即有发热、皮疹、呕吐、腹泻、黄疸、肝脾大、贫血、心肌炎、癫痫等。弓形虫的先天性感染是围生期导致子宫内感染的首要危害因素。

351
什么叫获得性弓形虫病？

获得性弓形虫病占弓形虫感染极少部分，多数弓形虫感染者表现为隐性状态；极少数可因虫体侵袭部位和机体免疫力的差异而呈现不同的临床表现。对免疫功能正常者大多数患者无症状或有颈淋巴结肿大。10%～20%患者有症状，如发热、全身不适，夜间出汗，肌肉疼痛，咽痛，皮疹，肝脾大，全身淋巴结肿大等。淋巴结肿大较为突出者，除浅表淋巴结肿大外，纵隔肠系膜、腹膜后等深部淋巴结也可肿大，腹腔内淋巴结肿大时可伴有腹痛。肿大的淋巴结质硬，可伴有压痛但不化脓。对免疫功能缺陷者感染弓形虫的危险性极大，特别是潜在性感染的复发。在此情况下获得性弓形虫病的淋巴结病变可不明显，但可能出现广泛播散和迅速发生的多器官的致命性感染。如中枢神经系统、肺、眼等部位感染弓形虫。

352
弓形虫病的感染途径与方式有哪些？

几乎所有哺乳动物和一些禽类均可作为弓形虫的储存宿主，但猫科动物是最重要的传染源。猫粪中的卵囊污染食物、水源，人生食或半生食含有弓形虫速殖子滋养体或包囊的动物肉制品，可造成动物弓形虫病传播给人；动物相互残杀吞食，或猫科动物粪中卵囊污染环境，造成弓形虫在动物间相互传播。实验室工作人员不慎时可以感染。

人被感染可通过多种方式引起，获得性弓形虫病主要经口食入含有感染性卵囊的猫粪污染的食物和水，或未煮熟的含有包囊和假包囊的肉（猪、羊肉等）、蛋或受污染的牛、羊奶等，此外猫、狗等动物痰和唾液中的弓形虫可通过接触经黏膜及损伤的皮肤进入人体。

353

弓形虫病对人体的危害怎样？

弓形虫寄生于人和哺乳动物组织除红细胞外的几乎所有有核细胞内。在人体机体状态下，弓形虫感染后通常不会引起明显损害而无症状表现，但出现先天性感染者和免疫功能低下获得性感染者常引起严重的弓形虫病。

免疫功能缺陷患者如艾滋病、肝脏疾病、肺结核、器官移植术后等患者感染时，弓形虫会大量进入脾脏、横纹肌和神经系统等，扩散到全身各组织器官，出现广泛播散和迅速发生的多器官的致命性感染，引起严重后果。

（1）中枢神经系统弓形虫感染：可表现为局灶性脑病、弥漫性脑病、脊髓病变。

（2）肺部弓形虫病：多见于艾滋病晚期患者。表现为长期发热、咳嗽、呼吸困难等。部分患者可同时合并弓形虫性脑病的表现。

（3）眼部弓形虫病：主要表现是视网膜脉络膜炎，80％累及黄斑区，其视网膜脉络膜炎可分为陈旧性和再发性两类。有视力减退、眼前黑影飘动、视物变形等表现。

（4）其他少见的弓形虫病变表现：可引起全垂体功能减退、垂体性尿崩症和消化器官的受累，出现腹痛、腹泻、腹水，甚至引起急性肝功能衰竭。

354

孕妇感染弓形虫病有哪些危害？

弓形虫感染后可产生终身免疫，如妊娠前感染弓形虫，则可产生抗体，不用再担心妊娠期感染弓形虫病，但有研究发现，不孕症人群的弓形虫感染率较高，弓形虫感染可导致育龄人群不孕症。如从未感染，则表明没有免疫力，在妊娠期需要格外小心，避免感染。如果妊娠前检查结果显示正在感染，那就不宜妊娠。如妊娠期感染上弓形虫，可以经胎盘血流将弓形虫传播给胎儿。

（1）若在妊娠早期（前3个月内）感染，可造成流产、早产、畸胎或死胎，其中畸胎发生率最高，如无脑儿、小头畸形、脊柱裂等。

（2）若在妊娠后期感染，受染胎儿多数表现为隐性感染，有的出生后数月甚至数年才出现症状。据研究表明，婴儿出生时出现症状或发生畸形者病死率为12％，而存活者中90％有精神发育障碍，典型表现为脑积水、脑膜脑炎和运动障碍；其次表现为弓形虫眼病。

因此，妊娠早期感染，医生可能建议不要这个胎儿，人工流产。如果中期检查发现有感染了，则需尽早进行抗弓形虫治疗，先天性感染发生率可能下降60％。所以现在孕妇都应去医院检查，确保孕妇和胎儿健康。

355 怎样预防弓形虫感染？

（1）加强饮食卫生管理：肉类要充分煮熟，不吃生的肉、蛋、奶制品；操作过肉类砧板、刀具以及接触过生肉的物品要用肥皂水和清水冲洗，避免生肉污染熟食；蔬菜在食用前要彻底清洗，因为蔬菜可能被含弓形虫的卵囊的猫粪污染。

（2）注意日常卫生：每天清除猫的粪便，接触动物排泄物后要认真洗手，防止可能带有弓形体卵囊的猫粪污染水源、食物。

（3）加强对家禽、家畜、宠物及可疑动物的监测、隔离和治疗：猫要养在家里，定期清扫猫窝，喂熟食或成品猫粮，不让它们在外捕食。定期为宠物进行免疫注射和驱虫，杀灭其体内、体表的寄生虫以保证宠物的健康。

（4）孕妇妊娠期尤其是妊娠前3个月要尽量避免接触猫及其粪便。弓形虫感染有多种简便有效的药物治疗，如磺胺类加乙胺嘧啶等，孕妇感染后及时遵医嘱进行治疗，可使胎儿感染机会减少。

（5）对畜牧业和肉类食品加工业从业人员定期检查，宠物饲养员也要做定期检查。

356

弓形虫对人体具有感染性的阶段有哪些?

弓形虫的滋养体、包囊、裂殖体、配子体和卵囊5个发育阶段均对人和动物具有感染性,其中滋养体、包囊和卵囊是主要的感染传播阶段。

357

弓形虫可寄生哪些动物宿主及寄生部位?

弓形虫的终宿主只有猫科类动物,但对中间宿主的选择极不严格,除哺乳动物(包括人)外,鸟类、爬行类、鱼类都可寄生。在宿主体内寄生的组织选择无明显特异性,即除了红细胞之外,所有有核细胞均可寄生。

358

弓形虫的主要致病阶段是什么?

速殖子即滋养体是弓形虫的主要致病阶段,以其对宿主细胞的侵袭力和在有核细胞内独特的纵二分裂法增殖,破坏宿主细胞。从破损宿主细胞逸出的虫体又重新侵入细胞,引起淋巴细胞、巨噬细胞的浸润,导致组织的急性炎症和坏死。缓殖子是引起弓形虫慢性感染的主要形式,包囊因缓殖子增殖而体积增大,挤压器官,使功能受到障碍。包囊增大到一定程度破裂,游离的虫体可刺激机体产生迟发型超敏反应,形成肉芽肿病变。炎症后期的纤维钙化灶多见于脑、眼部等。

359

人类感染弓形虫后的临床表现特征是什么?

弓形虫病是重要的机会性致病寄生虫之一,人类感染弓形虫后,在免疫力正常情况下,多数无明显症状,用常规方法很难以查到病原体,故称之为隐性感染。但当机体免疫功能低下或免疫抑制药使用时可导致隐性感染的复发或致死的播散性感染;近年有报道认为艾滋病患者可因患弓形虫脑炎而死亡。

360

弓形虫感染常见的病原学检查方法有哪些?

病原学检查具确诊意义。常见的检查方法有:①涂片染色法。取急性期患者的体液、脑脊液、血液、骨髓、羊水、胸腔积液经离心后,沉淀物作涂片,或采用活组织穿刺物涂片,经姬氏染色后,镜检弓形虫滋养体。该法阳性率不高,易漏检。②动物接种分离法或细胞培养法。样本接种于小白鼠腹腔内,1周后剖杀取腹腔液镜检,阴性需盲目传代至少3次;样本亦可接种于体外培养的单层有核细胞。该法是目前常用的病原诊断方法,缺点是受实验条件和场地限制,检测周期较长。

361

弓形虫感染常见的血清学检查方法有哪些?

弓形虫感染常见的血清学检查方法有:①染色试验。为经典的特异性血清学方法,检测IgG抗体。感染后1~2周出现抗体阳性,3~5周抗体效价高峰,以后逐降,可维持多年。抗体效价1:16阳性,提示隐性感染,1:256提示活动性感染,1:1024提示急性感染,但因受活虫体限制,难以在临床开展。②间接血凝试验。检测 IgM、IgG 抗体。此法特异、灵敏、简易，适用于流行病学调查及筛查性抗体检测，应用广泛，但存在假阳性。③间接免疫荧光抗体试验。以整虫为抗原，采用荧光标记的二抗检测特异抗体。④酶联免疫吸附试验。用于检测宿主的特异循环抗体或抗原，已有多种改良法广泛用于早期急性感染和先天性弓形虫病的诊查。是目前临床最常采用的诊断方法。

362

造成弓形虫感染广泛流行的原因是什么？

弓形虫感染广泛流行的原因主要有：①弓形虫各期虫体都具感染性；②中间宿主种类繁多，家畜家禽均易感；③可在终宿主与中间宿主之间、中间宿主与中间宿主之间多向交叉传播；④包囊可长期生存在中间宿主组织内；⑤卵囊排放量大，且对外环境抵御力强。

363

弓形虫病的主要传染源是什么？

作为人类肉类来源的动物是本病的主要传染源，而猫及猫科动物则为重要传染源。弓形虫感染的孕妇可经胎盘垂直传播给胎儿，这是致先天性弓形虫病发生的重要来源。

364

弓形虫病的易感人群是哪些？

人类对弓形虫普遍易感，尤其是胎儿、婴幼儿、肿瘤和艾滋病患者等。长期应用免疫抑制药及免疫缺陷者可使体内隐匿状态的虫体复燃而出现症状。职业、生活方式、饮食习惯与弓形虫感染率有密切关系。

如何防治弓形虫病？

加强对家畜、家禽和可疑动物的监测和隔离；对肉类加工厂建立必要的检疫制度，加强饮食卫生管理，教育群众不食生或半生的肉制品；定期对孕妇做弓形虫常规检查，以防止先天性弓形虫病的发生。乙胺嘧啶、磺胺嘧啶对增殖期弓形虫有抑制生长的作用。孕妇可采用大环内酯类药物如螺旋霉素治疗。在治疗中，宜适当配用免疫增强药，可提高宿主的抗虫功能，发挥辅助作用。

图书在版编目（ＣＩＰ）数据

常见寄生虫病防治 365 问 ／ 邓维成，罗志红，曾庆仁主编. --长沙 ：湖南科学技术出版社，2018.10
　　ISBN 978-7-5357-9962-3

　　Ⅰ．①常… Ⅱ．①邓… ②罗… ③曾… Ⅲ．①寄生虫病－防治－问题解答 Ⅳ．①R53-44

中国版本图书馆 CIP 数据核字(2018)第 223481 号

CHANGJIAN JISHENGCHONGBING FANGZHI 365WEN
常见寄生虫病防治 365 问

主　审：崔　晶　杨　镇　冯曼玲
主　编：邓维成　罗志红　曾庆仁
副主编：余　晴　夏超明　孙成松　刘佳新　潘　舸　郑　娜
责任编辑：李　忠
出版发行：湖南科学技术出版社
社　　址：长沙市湘雅路 276 号
网　　址：http://www.hnstp.com
湖南科学技术出版社天猫旗舰店网址：
　　　　　http://hnkjcbs.tmall.com
印　　刷：湖南凌宇纸品有限公司
　　　　　（印装质量问题请直接与本厂联系）
厂　　址：长沙市长沙县黄花镇黄花印刷工业园
邮　　编：410013
版　　次：2018 年 10 月第 1 版
印　　次：2018 年 10 月第 1 次印刷
开　　本：710mm×1000mm　1/16
印　　张：14.25
书　　号：ISBN 978-7-5357-9962-3
定　　价：38.00 元